Veronika Paulmann

Gesunde Küche

Heilen mit Dinkel

**Ganzheitlich ernähren und Krankheiten natürlich kurieren
nach der Hildegard-Heilkunde**

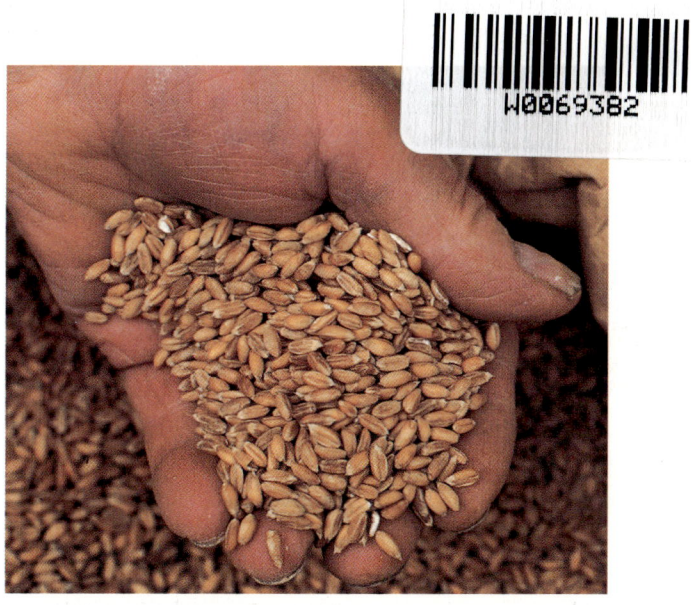

Südwest

Inhalt

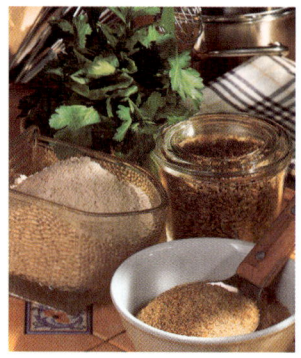

Was so alles in einem kleinen Korn steckt? Z. B. jede Menge Energi!

Gute Laune am Morgen mit Müsli, Kuchen und süßer Grütze – Nährstoffe für einen guten Start.

*Muffins mit
Dinkelmehl
gebacken – so gut
kann Gesundes
schmecken.*

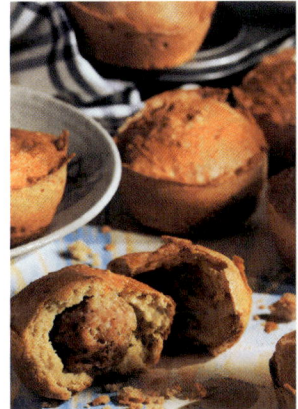

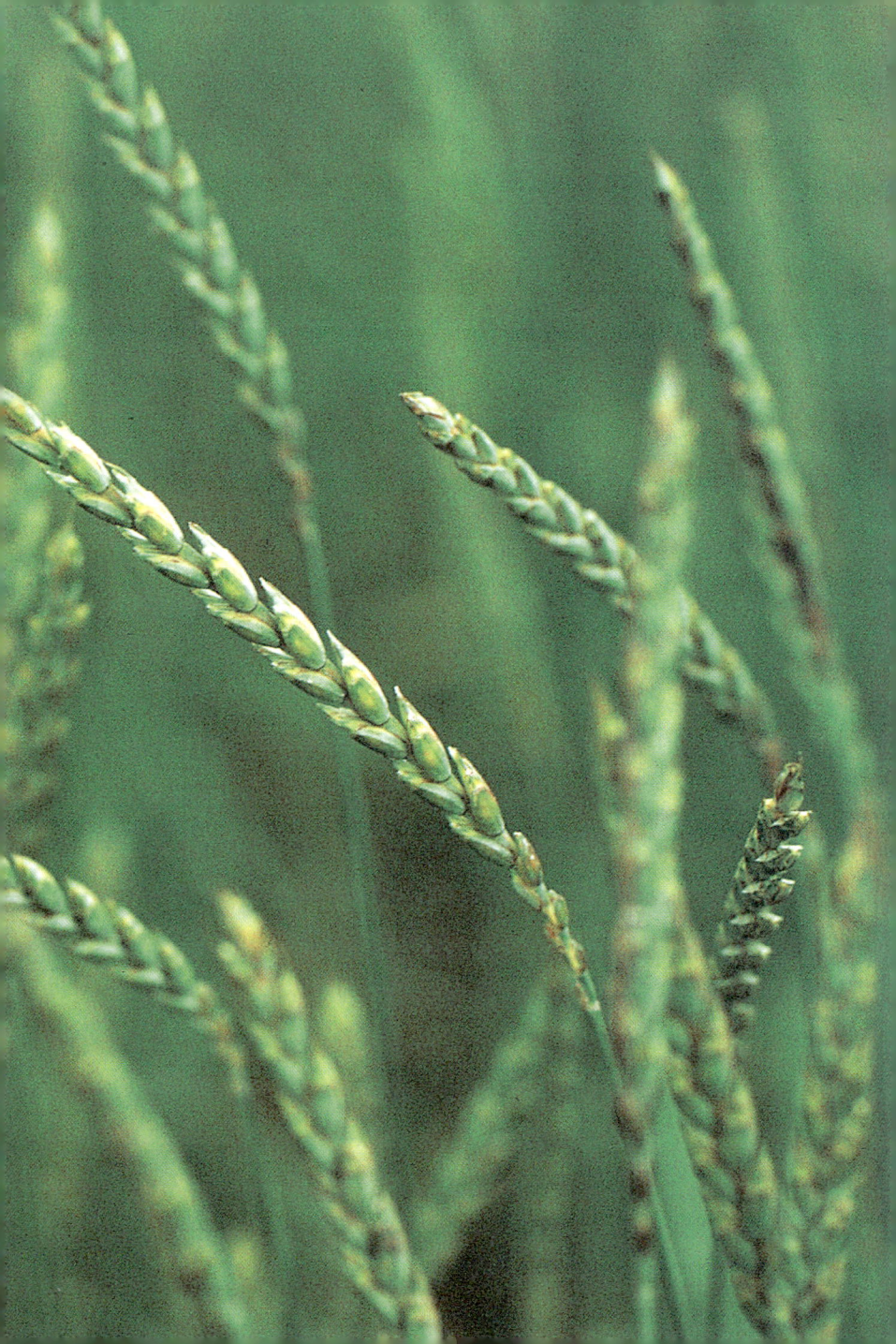

Warum Dinkel?

So sicher wie heute war unsere Nahrung noch nie: Wer Pilze oder Beeren kauft, wird darin kein giftiges Exemplar finden. Verschimmelte Nüsse kommen gar nicht erst in den Laden, Getreide ist verlesen, Milch pasteurisiert. Wir müssen kaum Gesundheitsschäden durch fehlende Hygiene fürchten. Und wir leben im Überfluss: Hunger ist in unseren Breiten für fast alle Bevölkerungsgruppen zum Fremdwort geworden.
Trotzdem stimmt etwas nicht mit unserem Essen. Experten warnen vor zu viel Fett, zu viel Salz und zu viel Zucker. Lebensmittelskandale schrecken die Verbraucher auf. Krankheiten aufgrund falscher Ernährung nehmen stetig zu. Viele Menschen sind von Allergien geplagt, bereits Kinder leiden an Zöliakie, einer Stoffwechselkrankheit, die ein normales Essverhalten lebenslang unmöglich macht.

Viele moderne Zivilisationskrankheiten lassen sich durch eine Umstellung der Ernährung in den Griff bekommen.

Alternative Ernährungsformen

Wir empfinden Unbehagen bei Fastfood und den industriell gefertigten Lebensmitteln »von der Stange«, die sich in Aroma, Aussehen und Geschmack gleichen. Mehr denn je legen wir Wert auf die Heilwirkung unserer Nahrung. Alternative Ernährungsformen spielen deshalb eine große Rolle. Lange Zeit wurde belächelt, wer sich hauptsächlich von Getreide und Brot, Gemüse und Obst, Salat und Rohkost ernährte, wer Milch und leichten Käse, Nüsse und Hülsenfrüchte statt Fleisch auf den Tisch brachte. Heutzutage wissen wir, dass diese Menschen keineswegs den leiblichen Genüssen abgeschworen hatten. Sie hatten nur einen notwendigen

Dinkel ist eine Weizenart, die bis vor 100 Jahren in Westeuropa dem Durum- oder Hartweizen vorgezogen wurde.

Trend erkannt. Experten bestätigen, dass diese Ernährung genau die richtige für unsere Gesundheit ist. Dieses Umdenken, das in den letzten Jahren immer mehr Menschen nachvollzogen haben, erklärt den Erfolg der Hildegard-Küche mit Dinkel und vielen verschiedenen Kräutern, mit guten Fetten und Ölen, mit maßvollem Genuss von Fleisch, Geflügel, Eiern und Fisch.

Kochen mit Dinkel – leicht und schnell

Die praktische Anleitung für diese Küche, die uns alles gibt, was wir zum Wohlfühlen brauchen, bietet Ihnen ein ausführlicher Rezepteteil. Keine Angst – simple Körnerkost ist nicht angesagt. Im Gegenteil: Dinkel und alle Lebensmittel aus dieser uralten Getreidesorte bieten schier unglaubliche Abwechslung für herzhafte Hauptgerichte und Knuspriges aus dem Backofen, leichte Salate und köstliche Desserts. Müsli, Brot und Brötchen bereichern den Frühstückstisch, Snacks stillen den kleinen Hunger. Sie finden den Kuchen zum gemütlichen Kaffeeklatsch und natürlich die Plätzchen für Ihren bunten Weihnachtsteller. Grünkern ist das wichtigste und vermutlich bekannteste Dinkelprodukt und gehört fast schon zur schnellen Küche – zumindest aber zum Feinsten, was die Getreideküche zu bieten hat.

Dinkel wird auch als Spelz oder Schwabenkorn bezeichnet. In einigen Gegenden wurde er früher einfach nur Korn genannt.

Dinkel – Herkunft und Verarbeitung

Dinkel ist verwandt mit den Urweizen Emmer und Einkorn, nächster Verwandter unseres Weichweizens. Ausgrabungen haben gezeigt, dass er zu den ältesten Getreidearten gehört, die der Mensch verwendet hat – übrigens nicht nur in Europa. Fundstellen von prähistorischem Dinkel aus dem 6. und 5. Jahrtausend vor unserer Zeitrechnung stammen aus Westgeorgien am Schwarzen Meer, aus den Tälern des Ararat-Gebirges und aus Mesopotamien. Noch heute wird Dinkel in Armenien und bestimmten Regionen des Irans kultiviert. Europäische Dinkelfunde sind jünger: In Dänemark gehört er ab etwa 1900 v. Chr. zu den Getreidevorräten, in Süddeutschland erst 800 Jahre später. Von etwa 800 v. Chr. bis zur Zeitenwende wanderte der Anbau nach Südengland und nach Österreich. Zur römischen Zeit findet man ihn sehr häufig, doch nur nördlich der Alpen; die Römer mochten Weizen lieber. Doch in Mittel-, West- und Nordeuropa wurde er langsam zum wichtigsten Getreide für Brot, Brei, Klöße und Nudeln.

Dinkel für wohlhabende Leute

Sicher ist, dass den feinen Dinkel die besseren Leute aßen, während die kräftige Gerste und der fettreiche Hafer zum Getreidevorrat der weniger Wohlhabenden gehörten. Denn für Dinkel bekamen die Bauern bessere Preise auf dem Markt als für die übrigen Getreidearten. Dies lag daran, dass man nur aus Dinkel wirklich gutes Brot backen konnte. Hinzu kam, dass der Backofen viele Jahrhunderte lang keineswegs zur normalen Küchenausstattung zählte, wie wir es heute gewohnt sind, sondern nur in wenigen vornehmen Häusern zu finden war.

Dinkel liebt raues Klima

Im Spätmittelalter war Dinkel das wichtigste Brotgetreide in der Schweiz, und man importierte ihn aus Deutschland, um den Bedarf zu decken. Am häufigsten kultiviert wurde er in eher rauen Regionen: im Schwarzwald, in Oberschwaben und in der Schwäbischen Alb. Doch auch klimatisch besonders milde Anbaugebiete an Neckar, Rhein und Mosel sind überliefert. Noch

Dinkel war schon vor 8000 Jahren, kurz nach der letzten Eiszeit, in Mittel- und Nordeuropa weit verbreitet. Erst 3000 Jahre später kam der Weizen aus dem asiatischen Raum und verdrängte langfristig den Dinkel wegen der höheren Erträge.

vor 100 Jahren war Dinkel das Hauptlebensmittel der Schwaben, und diese Vorliebe hat sich bis heute erhalten – richtige schwäbische Spätzle macht man einfach mit Dinkelmehl!

Dinkel gedeiht auch noch in über 1000 Meter Höhe ohne den Einsatz von Pestiziden und Dünger.

Dinkel in der modernen Landwirtschaft

Dinkel ist viel robuster als Weizen, stellt keine Ansprüche an Boden oder mildes Klima, übersteht auch kalte Winter unbeschadet, ist ziemlich widerstandsfähig gegen Pilzerkrankungen und braucht keinen Dünger. Das hat ihn – fast möchte man sagen: paradoxerweise – über Jahrzehnte vom Markt verdrängt. Anders als Weizen reagiert Dinkel nämlich kaum auf Kunstdünger, und er eignet sich nicht wie Zuchtweizen für Höchsterträge. Mitte des 20. Jahrhunderts war es bis auf einige Regionen, die nur für den Eigenbedarf produzierten, endgültig mit dem Dinkelanbau vorbei: 1937 betrug die Anbaufläche in Deutschland noch über 50 000 Hektar

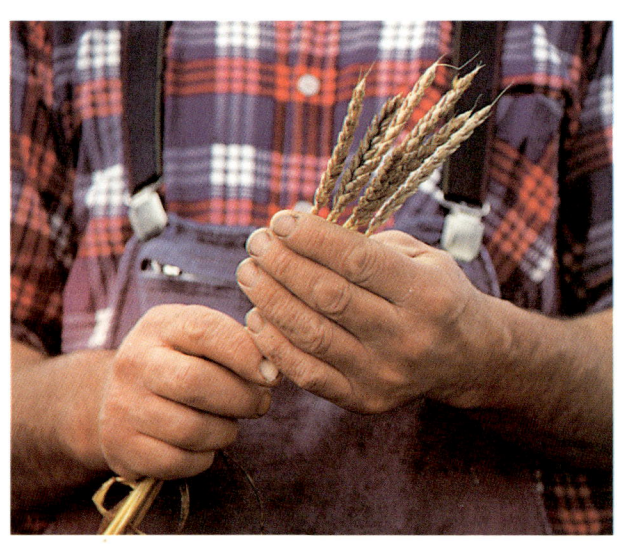

Die kleinen braunen Dinkelkörner erleben seit einigen Jahren eine Renaissance.

und sank nach dem Zweiten Weltkrieg fast auf null. Erst mit der alternativen Ernährung wurde Dinkel wieder interessant, denn Rückstände von Pflanzenschutzmitteln sind in den Körnern kaum zu finden. So verhalfen Biobauern der traditionsreichen Weizenart vor einigen Jahren zur Renaissance. Seit 1992 hat die Anbaufläche wieder 100 000 Hektar überschritten, und der Anstieg geht ständig weiter.

Durch die Hildegard-Heilkunde erlangte der Dinkel zunehmende Beliebtheit. Nach Hildegard zählt Dinkel zu den wärmenden Lebensmitteln, die die Durchblutung fördern und den Körper mit Energie versorgen.

Dinkel, das Spelzgetreide

Nicht allein seine Widerstandsfähigkeit gegen züchterische Eingriffe machte Dinkel für die Agrarindustrie so unattraktiv. Er zählt überdies zu den Spelzgetreidesorten – »Spelz« ist daher ein Synonym für Dinkel.

Ein bisschen Botanik

Spelzen sind eigentlich die getrockneten Blüten- und Kelchblätter um die Getreidekörner. Getreide blüht ja genau wie alle anderen Pflanzen – Pollenallergiker können ein Lied davon singen. Doch die Blüten sind nicht bunt wie Blumen, sondern grün bis gelblich wie bei allen Gräsern. Die Befruchtung erfolgt auch nicht durch Insekten, die auf anziehende Farben reagieren. Die Pollen verbreitet der Wind, und nach der Befruchtung vergehen etwa 40 Tage, bis aus den Blüten die reifen Früchte, nämlich die Getreidekörner, geworden sind. Weizen, Roggen und Mais fallen bei Erntereife aus den Spelzen. Die Früchte von Dinkel, Hafer, Gerste, Reis und Hirse sind fest mit den Spelzen verwachsen. Der Spelz schützt das Getreide vor äußeren Einflüssen wie Insektiziden

Man kann dem Spelz heutzutage etwas sehr Positives abgewinnen: Da das Korn durch die Spelzen optimal geschützt ist, können ihm schädliche Umwelteinflüsse weniger ausmachen.

und Pestiziden. Es gibt inzwischen auch Nacktgerste und Nackthafer – neue Züchtungen beider Getreidesorten, die leichter zu verarbeiten und als so genanntes Sprießkorn im Handel sind. Bei Dinkel ist das bisher allerdings nicht gelungen.

Erst schälen, dann essen

Die Spelzen müssen mechanisch entfernt werden, damit wir Dinkel überhaupt essen können. Dieses Schälen von Spelzgetreide darf man nicht mit dem Polieren von Reis verwechseln. Nicht der Getreidekeim und die Fruchtschale mit wertvollen Nährstoffen, Vitaminen und Mineralstoffen werden entfernt, sondern nur die ohnehin ungenießbare und für den Menschen auch unverdauliche äußerste Schicht des Korns.

Die Entfernung der Spelzschicht des Dinkels ist sehr aufwändig und daher kostspielig.

Dinkelspelz ist kein Abfall

Der Spelz macht ein Drittel des Gewichts von Dinkel aus, ist jedoch kein reines Abfallprodukt. Er lässt sich hervorragend zu Dinkelspelzkissen verarbeiten. Dank des hohen Kieselsäuregehalts wird den Kissen schmerzlindernde, entspannende und in einigen Fällen auch eine heilsame Wirkung unterstellt. Besonders beliebt sind lange Schläuche mit Dinkelspelzfüllung bei Schwangeren, die Bauch und Beine damit bequemer lagern können. Ist das Baby da, lassen sich diese Würste auch hervorragend für den Bau eines »Babynestchens« verwenden.

Darren – Technik mit Tradition

Sie können das Darren selbst durchführen, indem Sie z. B. nicht wie üblich Hülsenfrüchte zum Blindbacken des Kuchenbodens nehmen, sondern Getreidekörner. In der Backofenhitze trocknen die Körner ganz aus und werden leicht geröstet. Durch den geringen Gehalt an Feuchtigkeit kann man sie länger lagern, durch das Backen wird die Garzeit kürzer, und durch das Rösten karamellisiert der Zucker im Korn und ergibt den leicht süßen Geschmack nach Nüssen. Also denken Sie beim nächsten Kuchen daran: zum Blindbacken Dinkel verwenden!

Längere Haltbarkeit

Aus archäologischen Funden und schriftlichen Quellen schließen einige Historiker, dass ein Teil des Getreides regelmäßig nach der Ernte gedarrt, die Methode also nicht eigens für den Grünkern entwickelt wurde. Durch Darren werden Insekten und ihre Larven im Korn abgetötet.

Der Verderb durch Enzyme, die Schimmel- oder Fäulnisbildung durch Feuchtigkeit werden verzögert. Darren macht auch die Verarbeitung von Spelzgetreide einfacher: Durch die Hitze werden die Hüllen spröde und lassen sich leichter lösen. In Zeiten, da man Getreide durch Stampfen in großen Mörsern von der ungenießbaren Außenhaut befreien musste, stellte das eine große Arbeitserleichterung dar.

Schonendes Verfahren

Beim unreifen Grünkern darf die Hitze beim Darren nur gering sein, damit das Korn langsam trocknet und dabei nicht schrumpft. Außerdem muss der Vitamingehalt so gut wie möglich erhalten bleiben, sollen sich Zusammensetzung von Aminosäuren und Fettsäuren nicht entscheidend ändern. Man wählt Temperaturen, wie sie etwa der Sonneneinstrahlung entsprechen, und sorgt für ausreichende Belüftung. Das führt zu den besten Ergebnissen und erhält den Nährwert der Körner.

Der hohe Kieselsäuregehalt des Dinkels soll sich in der Nahrung positiv auf die geistige Vitalität und die Schönheit von Haut und Haaren auswirken.

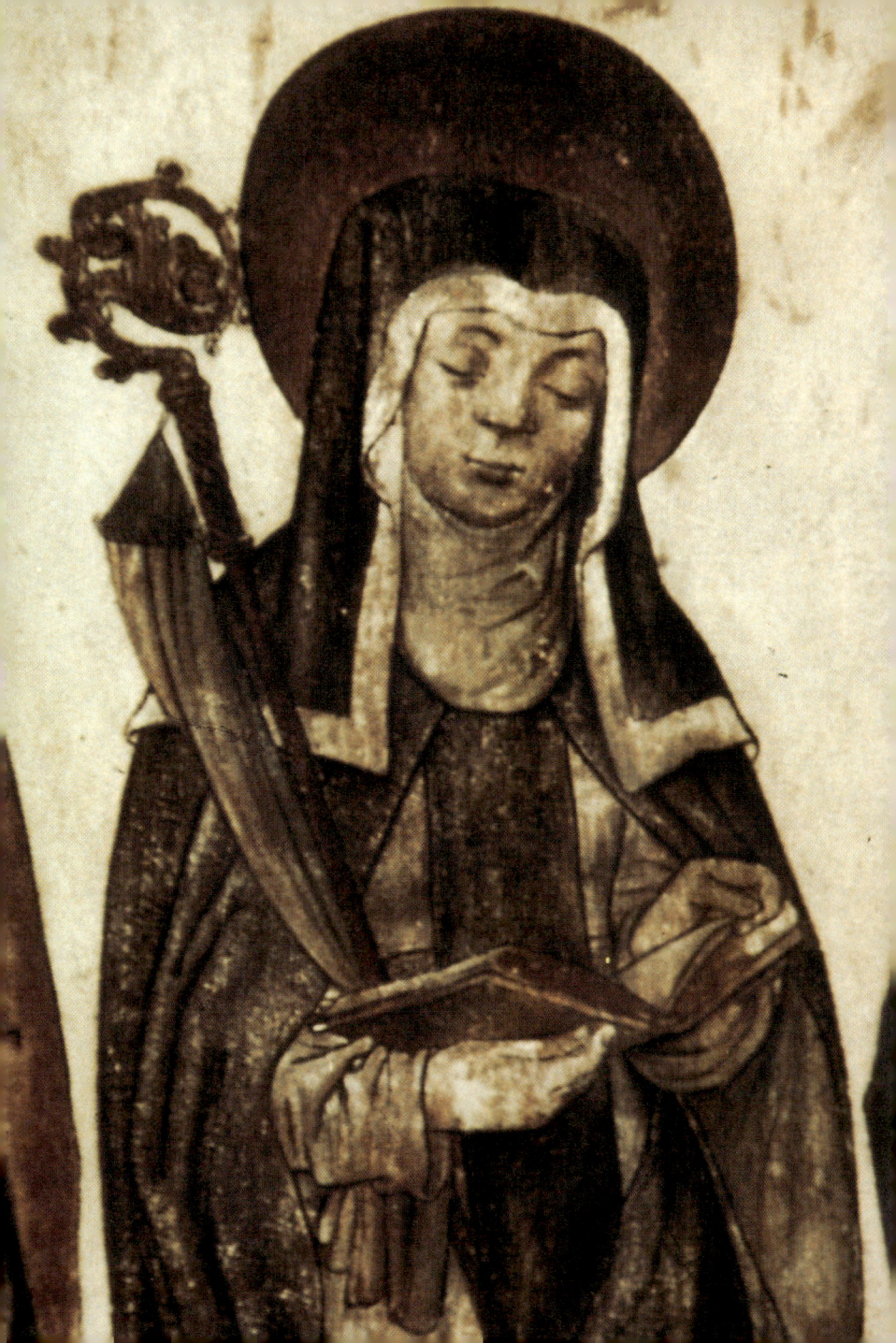

Dinkel in der Hildegard-Küche

Hildegard von Bingen wurde 1098 als zehntes Kind aristokratischer Eltern geboren. Mit acht Jahren schickte man sie in eine Klause, die zum Benediktinerkloster Disibodenberg gehörte.
Dieses Gebäude an der Außenmauer des Klosters kann man sich als räumlichen Vorhof und zeitliche Vorstufe zu ihrem eigentlichen Klosterleben und weiter zu ihrer Selbstentfaltung vorstellen.

»Dinkel macht frohen Sinn und frisches Gemüt. Er heilt den Menschen innerlich.«
Hildegard von Bingen (1098–1179)

Wer war Hildegard von Bingen?

Ein Kloster war im Mittelalter ein völlig abgeschlossener Raum, dessen Gebäudekomplex mit Kirche, Gebets-, Wohn- und Wirtschaftsräumen nur die eigentlichen Klosterangehörigen, nicht die Laien betreten durften. Zum Kloster gehörten aber auch ausgedehnte Ländereien, Bauernhöfe und Einsiedlerhäuschen. Schließlich mussten die Mönche sich selbst und ihr Personal versorgen, mussten allen, die ins Kloster eintreten wollten, Wohn- und Meditationsräume bieten.

Das Kloster auf dem Berg des heiligen Disibodus war ein Männerkloster. Den Frauen stand also nur eine Klause, eine Einsiedelei außerhalb der Klostermauern, zur Verfügung. Sie unterstanden den Mönchen geistlich; da nur Männer das Priesteramt bekleiden können, brauchen Nonnen bis heute Beichtvater und Priester für die Messe in der Klosterkirche. Sie waren auch wirtschaftlich von ihnen abhängig, weil die Mönche das Vermögen der adligen Klausnerinnen verwalteten.

Die heilige Hildegard von Bingen entwickelte in ihren naturwissenschaftlichen Schriften ein »modernes« ganzheitliches Ernährungskonzept.

Ein Leben hinter Klostermauern

Erst 1150 trennte sich Hildegard – inzwischen Meisterin der Klause – mit einigen Mitschwestern vom Disibodenberg und gründete auf dem Rupertsberg ihr eigenes Benediktinerinnenkloster, dem sie als Äbtissin vorstand.

Als Kind zog Hildegard also in diese Einsiedelei, wo sie von ihrer Lehrerin und – wie wir heute sagen würden – wichtigsten Bezugsperson Jutta von Spanheim im Singen von Psalmen und im Harfenspiel unterrichtet wurde. Nur von diesen beiden Unterrichtsfächern spricht die Biografie Hildegards – und untertreibt damit gewaltig. Denn die adlige Dame hat ihren Zögling beim Erlernen und Verstehen der Psalmen natürlich in das Studium der Bibel eingeführt. Da die Bibel damals noch nicht übersetzt war, brauchte Hildegard Kenntnisse der lateinischen Sprache. Vermutlich lernte sie sogar schreiben – zu ihrer Zeit keine Selbstverständlichkeit, denn dafür gab es eigens ausgebildete Menschen, meist ebenfalls Nonnen oder Mönche.

Fast 40 Jahre schrieb Hildegard von Bingen theologische, psychologische und heilkundliche Werke, die in ihrer Bedeutung heute neu ausgewertet werden.

Jutta von Spanheim förderte auch Hildegards geistige und seelische Entwicklung. Sie bemerkte die Visionen des jungen Mädchens und erzählte einem befreundeten Mönch davon. So wurde der Weg Hildegards zu einer der größten Frauengestalten des europäischen Mittelalters von zwei verständnisvollen Menschen geebnet.

Powerfrau des Mittelalters

Später erlangte sie durch ihre Fähigkeiten immer größeres Ansehen. Päpste, Könige, Bischöfe, Herzöge, Hilfesuchende aus fernen Ländern suchten sie als Ratgeberin und Wegweiserin auf. Sie reiste viel und verbreitete ihre Botschaft auch außerhalb der Klostermauern. An

Hildegards Bedeutung als Mystikerin, Dichterin, als Ratgeberin von Kaiser und Papst, als streitbare Frau und einfühlsame Lehrerin zweifelt heute niemand mehr. Hinzu kommen ihre naturwissenschaftlichen Schriften zu Heilkunde und Diätetik:»Die Sorge für den Kranken steht vor und über allen anderen Pflichten. Man soll ihnen wirklich wie Christus dienen«, heißt es in ihrer »Physica«, deren Titel im Erstdruck des 13. Jahrhunderts noch »Liber simplicis medicinae« lautete – also etwa »Grundlagen praktischer Heilkunde«.

Ein Traditionskorn auf Karrierekurs

Erst in den vergangenen Jahrzehnten ist das »Schwabenkorn« durch die Schriften der Äbtissin vom Rhein wieder bekannt geworden. Dabei macht Dinkel bei der traditionellen Hildegard-Küche den Löwenanteil des Essens aus. Viele Jahrhunderte lang zählte der Dinkel zu den überaus geschätzten Getreidearten – kein Wunder, dass die Traditionsküche wunderbare Gerichte mit Dinkel kennt, dass Großmutters Back- und Kochbücher Dinkelrezepte in Hülle und Fülle enthalten, dass er in der einfachen und doch so raffinierten Klosterküche immer präsent war. Denn wie Weizen, sein nächster Verwandter, besitzt Dinkel weit bessere Backeigenschaften als Roggen oder Hafer, er schmeckt viel milder als Gerste oder Buchweizen und lässt sich vielseitiger verwenden als Hirse.

Die europäischen Grundnahrungsmittel Brot und Nudeln kann man nur mit kleberreichem Mehl aus Dinkel oder Weizen herstellen. Reis, für die Menschen in Mitteleuropa ohnehin ein Exote, konnte sich nur in Spanien und Italien durchsetzen. Mais, ebenfalls eine Getreidesorte von sehr großer Bedeutung, gelangte erst durch

Als eine vom Papst – und damit von der ganzen christlichen Welt – anerkannte Prophetin hatte Hildegard von Bingen große Freiheiten. Sie konnte ihre Ansichten ohne Ansehen der Person formulieren.

die Portugiesen und Spanier aus der Neuen Welt nach Europa und blieb lange Zeit regional auf die mediterrane Küche beschränkt.

Genuss und Gesundheit

Bei einem Lebensmittel, das die Basis unserer Ernährung bildet, geht es natürlich nicht nur um den Genusswert. Genauso wichtig ist, ob es unserer Gesundheit dient und wie lange es »vorhält«, in früheren Zeiten knapper Kost ein bedeutsamer Aspekt, den wir uns auch heute zunutze machen können. Denn für uns geht es ja nicht mehr darum, genug zu essen, sondern das Richtige. Wir verfügen über ein Überangebot an Lebensmitteln. Unabhängig von Raum und Klima können wir alles zu jeder Zeit kaufen. Wichtig ist es jedoch, Lebensmittel auszusuchen, die unserem Körper gut tun.

Schon bei Hildegard von Bingen bedeutete Diät nicht Kalorien reduzieren und abnehmen, sondern eine in umfassender Weise rechte Lebensführung, die Gesundheit und Heil verspricht.

Hildegards Dinkel heute

Viele von uns müssen aus gesundheitlichen Gründen auf ihre Figur achten, müssen zu viel tierisches Fett und Cholesterin meiden und darauf achten, ihr Eiweißsoll nicht zu überschreiten. Dinkel schneidet bei dieser Checkliste gut ab: Er »ist das beste Getreide … fett und kräftig, und er ist milder als andere Getreidearten«, heißt es bei Hildegard. Sie betont sowohl seinen physiologischen Wert als auch seine positive Wirkung auf unsere Psyche: » … er macht frohen Sinn und Freude im Gemüt des Menschen.« Dinkel gilt als gut verdaulich; er stimuliert das Immunsystem und bringt aufgrund seiner guten Wasserlöslichkeit im Magen- und Darmtrakt die Vitalstoffe rasch ins Blut. Davon profitieren die Körperzellen: Nerven und Muskeln, Leber und Gallenblase, Herz und Gehirn, Lunge, Nieren und alle anderen inneren Organe werden optimal durchblutet und gestärkt.

Für Gesunde und Kranke

Dinkel ist die einzige Getreideart, die Hildegard für Gesunde und Kranke gleichermaßen empfiehlt:»Und wenn einer so krank ist, dass er vor Krankheit nicht essen kann, dann nimm die ganzen Körner des Dinkels.« Zur gesunden Ernährung und mehr Wohlbefinden gehört ja, dass man alle Verdauungsorgane beschäftigt und keines davon schont. Das ist die beste Gewähr für ihre gesunde Funktion bis ins hohe Alter.»Schonkost«, wie man sie noch bis in die achtziger Jahre bei bestimmten Leiden des Verdauungstrakts empfohlen hat, ist für Experten schon lange kein Thema mehr. Und je ausgewogener und vielseitiger wir uns ernähren, desto wohler werden wir uns fühlen.

Wo Hildegard Recht hatte

Bei einer ausgewogenen und somit gesunden Ernährung kommt es vor allem darauf an, die Nahrung richtig zusammenzustellen. Der Organismus muss ausreichend versorgt, darf aber nicht »überfüttert« werden. Außerdem ist darauf zu achten, dass er mit allem versorgt wird, was er zum Funktionieren braucht. D. h., pflanzliche Lebensmittel müssen folgende Voraussetzungen erfüllen:

▶ Sie sollen dem Körper genügend Eiweißbausteine zur Verfügung stellen.

▶ Sie sollen reichlich Kohlenhydrate und Ballaststoffe für gute Verdauung und gesunden Darm liefern.

▶ Sie sollen Vitamine und Mineralstoffe für alle Stoffwechselvorgänge bereitstellen.

▶ Sie sollen den Körper mit Bioaktivstoffen für ein starkes Immunsystem versorgen.

Hildegard sah Gesundsein und Gesundbleiben als lebenslangen, kreativen Prozess an. Um sich körperlich und seelisch wohl zu fühlen, muss man sich aktiv darum kümmern.

Zum Brotbacken eignen sich Mehlmischungen aus Dinkel und Durumweizen besonders gut.

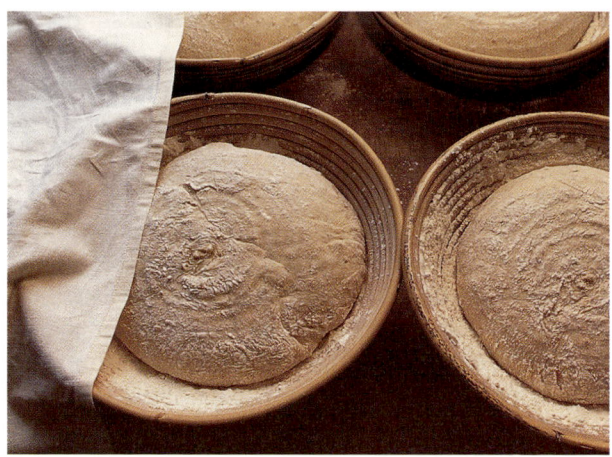

Dinkel übertrifft die meisten Weizenarten im Gehalt an für den Körper notwendigen (essenziellen) Aminosäuren. Bei sieben der acht lebensnotwendigen Eiweißbausteinen liegen seine Werte über denen des üblichen Weichweizens.

▸ Sie sollten möglichst frisch auf den Tisch kommen und der Umwelt zuliebe kurze Transportwege haben.

Eiweiß – Baustein des Lebens

Bei der optimalen Eiweißzufuhr kommt es nicht nur auf den Proteingehalt der Lebensmittel, sondern auf die so genannte biologische Wertigkeit des Eiweißes an. Hochwertiges Eiweiß kann der Organismus deshalb am besten verwerten, weil es in der Zusammensetzung seiner einzelnen Bausteine am meisten dem körpereigenen Eiweiß gleicht.

Wenn der Körper hochwertiges Eiweiß aufnimmt, arbeitet er damit gewissermaßen ohne unnötigen Verschleiß: Er muss sich – vereinfacht ausgedrückt – nicht erst aus der Fülle der Nahrung die Eiweißbausteine herauspicken, die er braucht, sondern bekommt auf einen Schlag die optimale Zusammensetzung. Damit ist auch klar, dass es nicht um das Wieviel an Eiweiß, sondern nur um die bestmögliche Kombination verschiedener Proteine geht.

Eiweiß ideal kombiniert

Tierisches Eiweiß gleicht in seiner Zusammensetzung dem körpereigenen, ist deshalb hochwertig. Jeder pflanzliche Eiweißträger enthält weniger essenzielle (lebensnotwendige) Aminosäuren, ist folglich nicht so hochwertig. Da wir mit der Nahrung jedoch nicht nur Proteine einer Sorte – z. B. aus Hülsenfrüchten, aus Milch oder aus Getreide – aufnehmen, sondern eine gemischte Kost essen, die sich aus verschiedenen Proteinen zusammensetzt, ergänzen sich die verschiedenen Eiweißbausteine.

Manche Lebensmittel enthalten essenzielle Aminosäuren in geringerer, manche in höherer Menge. Kombiniert man in einer Mahlzeit pflanzliches Eiweiß mit anderem (eventuell ebenfalls pflanzlichem) Eiweiß, so erhält man das hochwertige Eiweiß, das der Organismus braucht. Und nicht nur das: Pflanzliche Proteine, richtig miteinander kombiniert, sind biologisch ebenso hochwertig oder sogar hochwertiger als tierisches Eiweiß allein. So ergänzt sich Dinkel hinsichtlich des »besten« Proteins hervorragend mit Milch und Käse, Quark und anderen Sauermilchprodukten, mit Hülsenfrüchten und Tofu.

Kohlenhydrate für das Wohlbefinden

Wie alle pflanzlichen Lebensmittel enthält Dinkel vor allem Kohlenhydrate, die ein wesentlicher Bestandteil richtiger, gesunder Ernährung sind. Kohlenhydrate werden in der Ernährungswissenschaft unterteilt, und zwar nach drei Gruppen: erstens die schwer lösliche Stärke, zweitens der leicht lösliche Zucker und drittens die unverdauliche Zellulose, die man allgemein als Ballaststoffe bezeichnet.

Durch das langsame Aufschließen der Kohlenhydrate und den lang anhaltenden Sättigungseffekt des Dinkels können Diabetiker zuweilen die Insulindosen senken und sind nicht mehr so hohen Blutzuckerschwankungen ausgesetzt.

Am besten Stärke

Für eine gesunde Ernährung sind stärkehaltige Produkte wie Getreide (auch Kartoffeln und Hülsenfrüchte) am besten, denn sie machen dem Körper bei der Verdauung am meisten Arbeit, sättigen deshalb auch nachhaltig: Schwer lösliche Stärke wird im Organismus nach und nach in Zucker umgewandelt, und dieser langsame Prozess ruft dann das angenehme Gefühl der Sättigung hervor. Die Verdauung der Kohlenhydrate beginnt mit Hilfe des Speichels bereits im Mund. Bei Mahlzeiten mit Getreide sollte man deshalb immer gut kauen. Überhaupt ist ja ein wichtiges Kriterium gesunden Essens, dass die Produkte bei der Zubereitung nicht zu stark zerkleinert und nicht zu weich gekocht werden und dass möglichst jedes Gericht auch mit etwas Rohkost ergänzt wird. Die Zähne haben also mehr Arbeit als bei Normalkost. Gerade anfangs, wenn Sie Ihre Ernährung erst umstellen, ist gründliches Kauen besonders notwendig, sonst könnte es zu Beschwerden kommen, weil Sie Ihrem Verdauungstrakt zu viel auf einmal zumuten.

Vitamin B1 ist u. a. wichtig für gute Nerven, geistige Frische, Appetit, Herzfunktion, Verdauung, Wundheilung und Zellenergie.

Unerwünschter Zucker

Bei der zweiten Gruppe der Kohlenhydrate, dem leicht löslichen Zucker, tritt sofort ein Sättigungseffekt ein. Weil der Körper jedoch den Zucker verwerten kann, ohne ihn erst umwandeln zu müssen, hat er gewissermaßen keinerlei Arbeit mit der Verdauung. Man ist zwar rasch satt, spürt jedoch auch ebenso rasch wieder Heißhunger, denn der Blutzuckerspiegel sinkt genauso plötzlich ab, wie er zuvor angestiegen ist. Ein weiterer unerwünschter Effekt beim leicht löslichen Zucker: Generell entziehen Kohlenhydrate dem Körper Vitamin B1. Nur: In jedem Getreide, das Sie als ganzes

Korn oder Vollkornprodukt essen, ist dieses Vitamin so reichlich enthalten, dass es bei der Verdauung gar nicht erst zum Vitaminverlust kommen kann.

Ballaststoffe – gesunde Träger

Diese unverdaulichen Bestandteile pflanzlicher Lebensmittel kommen in den Zellwänden von Getreide, Hülsenfrüchten, Gemüse und Obst vor. Die etwas abwertende Bezeichnung stammt noch aus einer Zeit, als man die 100-prozentige Verdaulichkeit der Nahrung als das Beste ansah. Da man Ballaststoffe lange Zeit für vollkommen wertlos für den Organismus hielt, maß man ihnen auch keinerlei Bedeutung für die Ernährung zu. Inzwischen hat die Ernährungswissenschaft nachgewiesen, dass Ballaststoffe eine wichtige Funktion für die Verdauung haben und chronische Verstopfung verhindern können. Man weiß jetzt auch, dass sie chronischen Darmleiden und sogar Dickdarmkrebs vorbeugen können, weil sie schädliche Keime in Schach halten, das Wachstum der gesunden Darmflora fördern und unser Immunsystem stärken.

Wichtig bei der Umstellung auf eine ballaststoffhaltigere Nahrung: viel trinken! Am besten Wasser, Tee oder Frucht- und Gemüsesäfte.

Für lange Sättigung

Ballaststoffe bewirken nämlich zweierlei: Da sie viel Flüssigkeit aufnehmen, vergrößern sie den Darminhalt, der auf diese Weise schneller transportiert und ausgeschieden wird. Außerdem binden sie Schad- und Fäulnisstoffe, die sich teilweise im Darm selbst bilden oder auch mit der Nahrung aufgenommen werden. Günstig auf die Darmfunktion wirken vor allem die Ballaststoffe von Getreide, Vollkornprodukten und Brot aus dem vollen Korn. Bestimmte Ballaststoffe können sogar den Cholesterinspiegel im Blut senken. Als nützlichen Nebeneffekt leisten Ballaststoffe auch noch einen Beitrag zur schlanken Linie: Indem sie im Verdauungstrakt aufquellen, rufen sie über einen längeren Zeitraum das Gefühl der Sättigung hervor.

Dinkel enthält in idealer Zusammensetzung Vitamine, organische Mineralien, Spurenelemente, Kohlenhydrate und Fette und außerdem 3,1 Prozent Eiweiß – viel mehr als alle anderen Getreidearten.

Vitamine – ständiger Bedarf

Neben den Grundbausteinen wie Eiweiß, Fett und Kohlenhydraten enthält unsere Nahrung noch andere Bestandteile, die zwar keine Energie liefern, für den menschlichen Organismus jedoch lebenswichtig sind: Vitamine. Ebenso wenig wie essenzielle Eiweiß- oder Fettbausteine kann der Körper die Vitamine selbst bilden. Allerdings kann er die fettlöslichen Vitamine A, D, E und K über einen gewissen Zeitraum hinweg speichern, so dass man sie nicht ständig aufnehmen muss. Bei den wasserlöslichen Vitaminen – das sind der gesamte B-Komplex und das bekannte Vitamin C (Askorbinsäure) – ist das nicht möglich: Wenn sie nicht laufend mit der Nahrung zugeführt werden, zeigen sich schon rasch Mangelerscheinungen. Dinkel spielt bei der Vitaminversorgung eine bedeutsame Rolle:

▶ Thiamin (Vitamin B1) ist für den Stoffwechsel in den Muskeln nötig.

▶ Niazin unterstützt den Zellstoffwechsel.

▶ Riboflavin (Vitamin B2) sorgt für gutes Sehen und für gesunde Haut.

▶ Vitamin E gehört zu den wirksamsten Antikanzerogenen und schützt die Zellwände.

Die Dosis macht's

Übrigens schadet dem Körper nicht nur eine unzureichende Vitaminzufuhr, sondern auch ein Zuviel: Vitamin A bewirkt dann z. B. Knochenveränderungen. Zu einer Überversorgung mit Vitaminen kann es jedoch bei der normalen, gemischten Kost nicht kommen. Auch die Unterversorgung mit Vitaminen ist ziemlich selten, wenn man sich wirklich abwechslungsreich ernährt und frische Lebensmittel verzehrt.

Mineralstoffe – gut für die Gesundheit

Für Mineralstoffe gilt Ähnliches wie für Vitamine: Der Körper kann sie nicht selbst bilden, benötigt sie jedoch für bestimmte Funktionen. Häufig spricht man auch noch von Spurenelementen. Das sind die Mineralstoffe wie Eisen, Jod, Fluor, Mangan, Kupfer, Kobalt, Chrom oder Selen, von denen der Körper nur ein millionstel bis ein tausendstel Gramm pro Tag benötigt. Die Mengenelemente wie Kalzium, Phosphor, Kalium, Chlor, Natrium oder Magnesium benötigt der Organismus hingegen täglich in Grammmengen.

Kalium und Natrium sind für die Regulierung des Wasserhaushalts im Organismus verantwortlich, Zink lenkt Stoffwechselprozesse, Kalzium hilft bei Aufbau und Erhaltung von Knochen und Zähnen. Magnesium lässt uns gute Nerven behalten, Phosphor sorgt für Zellaufbau und Energiehaushalt. Fluor wirkt vorbeugend gegen Karies und hält Knochen und Zähne gesund. Von alldem bekommen Sie mit der Hildegard-Küche so reichlich, dass Sie sich keinerlei Gedanken über eine ausgewogene Ernährung machen müssen.

Kochsud und Einweichwasser sollten in der Küche (z. B. für Suppen) unbedingt mitverwendet werden, weil ein Teil der wertvollen Mineralien hier ausgespült wird.

Bioaktivstoffe für das Immunsystem

Diese Stoffe gehören zum Spannendsten, was die Ernährungsforschung in den vergangenen Jahren entdeckt hat: Substanzen, die nur in Pflanzen vorkommen und im menschlichen Organismus wie Arzneimittel wirken. Zu den Bioaktivstoffen zählen außer Vitaminen und Mineralstoffen vor allem ätherische Öle, Ballaststoffe, organische Säuren, Farb- und Aromastoffe.

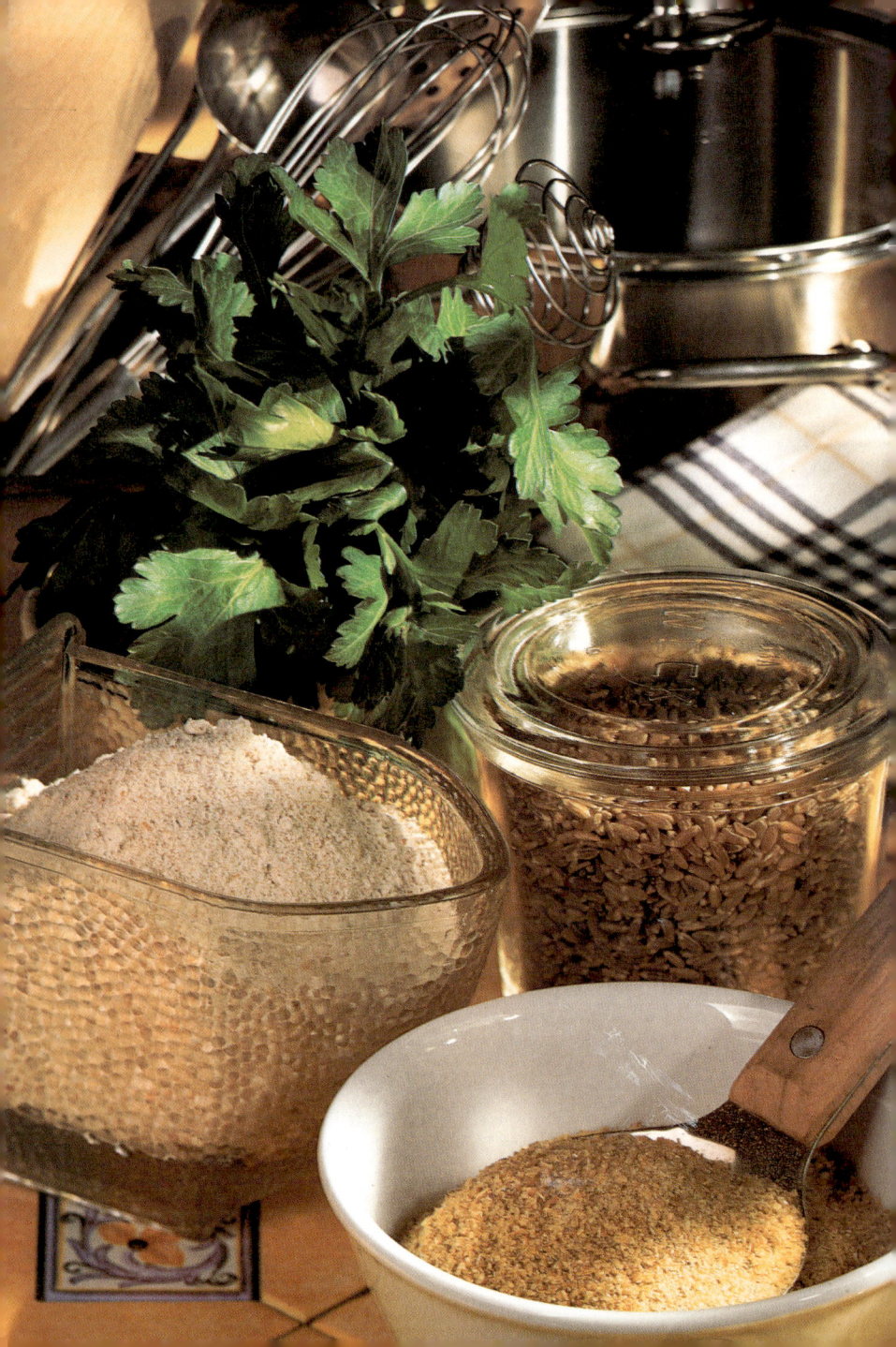

Dinkel und Grünkern in der Küche

Im Naturkosthandel bekommen Sie heute eine große Vielfalt an Dinkel- und Grünkernprodukten – von Nudeln über Bulgur und Dinkelbrösel bis zu fertigen Mischungen für Brot und Bratlinge. Außerdem gibt es süßes und herzhaftes Dinkelgebäck wie Kekse und Kräcker, Fladen und Brezeln. Sie können fertigen Pizzaboden mit Dinkelmehl kaufen, den schnellen Hunger mit einem Müsliriegel stillen oder fertige Müslimischungen fürs Frühstück nehmen. Geschliffene Dinkel- oder Grünkernkörner sind als Dinkelreis oder Grünkernreis im Quellbeutel erhältlich, ebenso fertige Mischungen für Risotto aus Dinkel oder Grünkern. Selbst Tiefkühldinkelgebäck für ofenfrische Brezeln, Brötchen und für Brot können Sie in manchen Naturkostläden bekommen. Zu den eher traditionellen Produkten zählen Kaffee, Vollkornmehl, Schrot, Grütze und Flocken aus Dinkel.

Grünkern – das Kraftpaket

Die grünbraunen Dinkelkörner wurden etwa 150 Jahre nach dem Tod Hildegards von Bingen »entdeckt« und können deshalb noch nicht Bestandteil der Hildegard-Küche sein: Im 14. Jahrhundert waren die Sommer feucht und kalt, und Dinkel, das Hauptgetreide, drohte am Halm zu verfaulen. Die Bauern waren gezwungen, es »milchreif« zu ernten: Der Mehlkörper war noch nicht fest, sondern milchig und beinahe flüssig. Um die Körner haltbar zu machen, wurden sie über Holzfeuer lang-

Grünkern ist unreif geernteter Dinkel, der auf der Darre nachgereift ist. Es ist umstritten, ob Dinkel, der am Halm ausgereift ist, vollwertiger und verträglicher ist als Grünkern.

Entspelzter Dinkel ist eine gute Alternative zu Reis und kann auf die gleiche Art zubereitet werden.

Dinkel ist zur Erhaltung oder Wiederherstellung der Gesundheit bestens geeignet, da er den Verdauungstrakt nicht so belastet. Schon beim Kochen, also unter 100 °C, werden alle Inhaltsstoffe einschließlich Eiweiß für den menschlichen Organismus optimal aufgeschlossen. Bei anderen Getreiden erfolgt die Aufschließung des Eiweißes erst bei 130 °C, z. B. beim Backen.

sam getrocknet – »gedarrt«. Das hatte Vorteile: Erstens waren sie leichter verdaulich als ausgereifter Dinkel, zweitens garten sie schneller, und drittens schmeckten sie nussartig mit leichtem Räucheraroma. Grünkern ist heute noch der Favorit gesunder Küche: Mit wertvollen B-Vitaminen, hohem Eiweißgehalt, leicht verdaulichem Fett und darmfreundlichen Ballaststoffen enthält er wichtige Bausteine für den Körper. Grünkern und alle seine Produkte bieten eine große Vielfalt: Von den berühmten Grünkernpflänzchen über leichte Cremesuppe aus Schrot zu herzhaften Klößen, von geschmorten Körnern mit Tomaten und/oder Pilzen bis zu Füllungen für Geflügel eignen sie sich für fast alles, was Sie auch mit Dinkel zubereiten. Nur backen können Sie mit Grünkern allein nicht: Er enthält noch kein Klebereiweiß, weil die Körner unreif geerntet und bearbeitet werden. Bei Teig für Brot oder Kuchen nehmen Sie deshalb drei Viertel Dinkel und nur ein Viertel Grünkern. Für Kuchenböden und flache Plätzchen kann das Verhältnis zwei Drittel Dinkel zu einem Drittel Grünkern sein.

Die richtigen Nudeln

Aus Dinkelmehl werden berühmte und bekannte Nudeln geformt, die sich wie italienische Pasta am besten für bestimmte Gerichte eignen. Denn Größe und Struktur beeinflussen den Geschmack. Die Form entscheidet, wie gut die Nudel Sauce aufnimmt, ob man sie besser als Beilage oder zum Braten in Fett nimmt. Hörnle oder Röhrli aus Dinkel sind dicke Nudeln mit Hohlraum für Schmorgerichte mit Sauce. Makkaroni passen besser zu Aufläufen oder eigenständigen Gerichten mit Tomaten, Käse- oder Sahnesauce. Das gilt auch für Schnecken und Tortellini. Bandnudeln nimmt man gerne zum Braten, während sich Spirelli besonders gut zu Salaten, Suppen, Aufläufen und Eintöpfen eignen. Spaghetti aus Dinkel isst man – wie ihre Schwestern aus weißem Mehl – in Käse- und Sahnesaucen, auf Bologneser Art mit Hackfleisch und Tomaten, feurig scharf mit Knoblauch, Peperoni und reichlich Olivenöl, als gerollte Nudelnester mit Fleischfüllung im Ofen überbacken und natürlich mit fruchtiger Tomatensauce und frisch geriebenem Parmesan.

Brot und Gebäck aus Dinkelmehl haben einen besonders herzhaften, nussartigen Geschmack.

Bulgur aus Dinkel

Das Wort »Bulgur« kommt aus dem Arabischen und bedeutet »gekocht«. Weizenbulgur und das ähnlich hergestellte Kuskus sind seit Jahrhunderten fester Bestandteil der nordafrikanischen, arabischen und israelischen Küche. Für Dinkelbulgur werden die Körner durch Wasser und Wärme bei natürlichem atmosphärischem Druck so langsam aufgeschlossen, dass sie leichter verdaulich sind und trotzdem alle Inhaltsstoffe biologisch verfügbar bleiben. Das Aroma entfaltet sich intensiv – Dinkelbulgur behält den unverwechselbar feinen Geschmack von Getreide, der sich mit der leichten Süße von Nüssen ergänzt. Nach dieser Behandlung des ganzen Korns wird das Getreide zu Grütze geschnitten – vorteilhaft für die moderne Küche und gut für die Gesundheit.

Grieß aus der Wärme

Thermisch aufgeschlossenen Dinkelgrieß bekommen Sie im Naturkosthandel. Dieser Grieß klebt nicht zusammen, sondern zerfällt nach dem Garen in weiche kleine Körner. Deshalb schmecken Grießbrei und Flammeri damit besonders gut.

Man kann Dinkelgrieß wie italienische Polenta als Beilage zu Fleischgerichten kochen oder dampfend heiß einfach zu einer großen Schüssel gemischtem Salat ser-

Sie können in jedem beliebigen Rezept für einen Vollwertkuchen auf Weizenmehlbasis ein Drittel der angegebenen Weizenmehlmenge durch Dinkelmehl ersetzen.

vieren. Kinder mögen den Dinkelgrieß so gerne, weil er angenehm nussig schmeckt und nicht matschig wird, sondern locker gart und die Milch im Brei trotzdem gut aufnimmt.

Zubereitungstipps

Für Dinkel und Grünkern brauchen Sie zweimal so viel Flüssigkeit wie Körner: pro 100 Gramm also 200 Milliliter Wasser oder Brühe. Dinkelkörner müssen Sie eine Stunde kochen und eine weitere Stunde quellen lassen oder vor dem Kochen wie Hülsenfrüchte einweichen. Erst dann sind die Körner wirklich gut verdaulich. Bei Grünkern reichen 40 Minuten Garzeit. Einweichen oder Quellen ist ebenfalls notwendig.

Dinkelschrot dagegen braucht man nicht einzuweichen; die Kochzeit beträgt zehn Minuten, wenn Sie das Schrot weiter verarbeiten – z. B. für Frikadellen oder Klöße. Sie erhöht sich auf 20 Minuten, wenn Sie es als Beilage essen wollen. Dinkelbulgur müssen Sie nur kurz garen und auf der abgeschalteten Kochstelle nachquellen lassen – die genaue Anleitung dazu finden Sie in den entsprechenden Rezepten.

Vorratshaltung

Dinkel und Grünkern als Körner, Mehl oder Schrot muss man in luftigen Verpackungen kühl, trocken und dunkel lagern. So halten sich ganze Körner etwa zwei Jahre. Wenn Sie die Packung in ein Glas umfüllen, vermerken Sie am besten das Mindesthaltbarkeitsdatum auf dem Glas. Vollkornmehl in der geschlossenen Packung bleibt bis zum aufgedruckten Datum frisch; angebrochene Packungen sollten Sie innerhalb von vier Wochen aufbrauchen. Für selbst gemahlenes Mehl gibt die Bundesforschungsanstalt für Getreide ebenfalls rund vier Wochen Haltbarkeit an. Grobes Schrot hält sich am besten im Kühlschrank, denn durch den höheren Wassergehalt verdirbt es rascher als Mehl. In der verschlossenen Packung kann man es bis zum aufgedruckten Datum, angebrochen etwa drei Wochen lang lagern.

Das Müsli am Morgen

Frischkornmüsli besteht immer aus rohen, geschroteten oder zerquetschten Getreidekörnern, die man durch Einweichen in Wasser oder Milchprodukten gut verdaulich macht. Frischkornmüsli wird von Ernährungsfachleuten empfohlen, weil es noch mehr lebenswichtige Nährstoffe liefert als z. B. Vollkornbrot. Außerdem nimmt unser Körper die rohe Getreidestärke sehr langsam auf, was eine lang anhaltende Sättigung bewirkt. Weitere Vorteile: Mit Frischkornmüsli können Sie sich langsam an eine vollwertige Ernährung gewöhnen, denn es ist leicht verdaulich, obwohl es viele Ballaststoffe enthält. Außerdem ist es eine komplette, relativ kalorienarme Mahlzeit mit nur wenig, aber sehr wertvollem Fett. Wenn Sie Figurprobleme haben, sollten Sie eine Hauptmahlzeit – am besten das Frühstück – durch ein Müsli ersetzen. Erhitzte Milch vor dem Anrichten muss nicht sein; sie gibt dem kühlschrankkalten Getreidebrei nur eine angenehme Esstemperatur. Doch zum Quellen sollte der Brei unbedingt in den Kühlschrank, damit sich keine schädlichen Mikroorganismen bilden können.

Eine andere Möglichkeit, Dinkel für ein Frischkornmüsli zuzubereiten: die Körner einige Tage ankeimen (siehe Seite 30) und wie Schrot mit Obst, Nüssen und/oder Milchprodukten vermischen.

Dinkelhabermus zum Frühstück

Es ist eine kulinarische Berühmtheit und Frühstücksbrei aller Hildegard-Fans: Für diese Mischung aus süßer Grütze und Porridge lassen Sie Dinkelschrot oder Flocken mit der doppelten Wassermenge unter Rühren etwa 20 Minuten kochen. Apfelstücke, etwas Galgant und reichlich Zimt zugeben und weitergaren, bis die Äpfel gerade eben weich sind. Mit Honig süßen, mit gehackten Mandeln bestreuen und heiß anrichten. Die Dinkelkochexpertin Sr. Rosemarie Müller von der Basler Hildegard-Gesellschaft meint dazu:»Das Dinkelhabermus zum Frühstück bildet eine bodenständige Grundlage für den ganzen Tag. Durch das warme Habermus wird der ganze Organismus von Kopf bis Fuß von einem Wärmegefühl überströmt, so dass man nicht mehr an kalten Füßen leiden muss.«

Sr. Rosemarie serviert zum Habermus natürlich Dinkelkaffee. Doch auch normaler Bohnenkaffee oder kräftiger Assamtee mit einem guten Löffel Sahne zum Habermus verschönt kalte, dunkle Wintertage.

Sprossen keimen

Dinkelsprossen können Sie roh im Salat oder gegart essen – z. B. wie Reis gebraten oder wie Gemüse gedünstet. Sprossen und Keime machen die gemüsearme Jahreszeit im Spätherbst und Winter ein wenig bunter und nützen Ihrer Gesundheit: Bereits grüne Blättchen liefern Riboflavin für gesunde Schleimhäute und Vitamin C, das in den Körnern nur in Spuren vorkommt. Der Gehalt von Eiweiß und Mineralstoffen soll noch höher sein als in den Körnern.

So funktioniert's

Zum Keimen brauchen Sie Weckgläser oder ein Keimgefäß, das es in Naturkostläden und Reformhäusern zu kaufen gibt. Die Körner nun in reichlich kaltem Wasser etwa sechs Stunden einweichen, wieder abgießen und ins Keimgefäß geben. Gefäß oder Weckglas dürfen Sie nur zu höchstens einem Viertel füllen, damit die Körner nicht zu eng liegen. Das Gefäß nach Gebrauchsanweisung schließen, ein Glas mit einem Stückchen durchlässigem Stoff – z. B. Verbandgaze – abdecken und dieses mit einem Gummiband festklemmen. Wer nur die grü-

nen Keimblättchen verwenden möchte, sät die eingeweichten Körner in Anzuchterde, die es auch zum Ziehen von Kräutern zu kaufen gibt.

Richtiges Wässern

Wichtig ist, dass der Keimling nach dem Quellen nicht
im Wasser liegen bleibt, denn er würde dadurch sehr
schnell zu faulen beginnen. Damit er allerdings genug
Feuchtigkeit bekommt, müssen Sie ihn zweimal pro Tag
mit handwarmem Wasser spülen: Lassen Sie dazu so viel
Wasser in das Gefäß fließen, bis es überläuft. Sobald das
Wasser wieder klar ist (durch das Spülen kann es schaumig werden, da natürliche Abfallprodukte entfernt werden), lassen Sie es ein paar Minuten im Glas stehen, damit die Keimlinge gut gewässert werden.

Gießen Sie das Wasser nun ab, und decken Sie das Gefäß wieder mit dem Stoffstückchen zu. Stellen Sie es
dann auf den Kopf, damit das restliche Wasser heraus-
tropfen kann.

Gefahr aus dem Korn

Gift im Getreide fürchten die Menschen seit Jahrhunderten. Doch während man beim durch Mutterkorn
verseuchten Roggenbrot den Verursacher bereits im
frühen Mittelalter kannte, weiß man um den Schaden,
den Schimmel in Brot und Getreide anrichtet, erst seit
den sechziger Jahren wirklich Bescheid. Damals hatte
man Truthähne mit verschimmeltem Getreide gefüttert,
und die Tiere starben massenweise. Experten fanden
heraus, dass Aflatoxine, die Stoffwechselprodukte eines
bestimmten Schimmelpilzes, zu den stärksten Krebser-
regern zählen. Verschimmeltes Brot und Getreide, das
muffig riecht oder schmeckt, müssen Sie grundsätzlich
wegwerfen.

**Denken Sie dar-
an, nicht zu vie-
le Samen auf
einmal in das
Keimgefäß zu
geben. Die
Keimlinge
würden sich
nur gegenseitig
»erdrücken«.**

Noch mehr aus der Hildegard-Küche

Einige Lebensmittel, Pflanzen und Gewürze werden in der Hildegard-Heilkunde als Universalmittel bezeichnet. Neben dem schon beschriebenen Dinkel gehören dazu Fenchel, Galgant, Quendel oder auch Bertram. Diese Universalmittel haben grundsätzlich eine positive Wirkung auf den Organismus und können unter Umständen auch Beschwerden lindern. Sie werden daher auch in den Rezepten öfter auf Fenchel, Thymian (Quendel) oder die Hildegard-Kräutermischung stoßen.

Galgant

Das scharf aromatisch schmeckende Pulver kommt ursprünglich aus Thailand und Südchina. Galgant gehört zur Familie der Ingwergewächse. Es wird aus etwa zehn Jahre alten getrockneten Wurzeln hergestellt und enthält bittere Flavonderivate und Gerbstoffe, Scharfstoffe wie Alpinol und Galangol und einige ätherische Öle. Galgant, gepresst oder als Pulver, wird in der Hildegard-Heilkunde als schnell wirkendes Herzmittel bei Schwindel, Schwäche und krampfartigen Herzschmerzen eingesetzt. Galgant wirkt außerdem entkrampfend auf den Verdauungstrakt und bei krampfartigen Kopfschmerzen. Hildegard schreibt: »Galgant ist warm und heilkräftig. Wer hitziges Fieber hat, pulverisiere Galgant und trinke dieses Pulver in Quellwasser, und er wird das hitzige Fieber löschen. Wer im Rücken oder in der Seite Schmerzen hat, siede Galgant in Wein und trinke ihn oft warm. Wer Herzweh hat und im Herzen schwach ist, esse bald genügend Galgant, und es wird ihm besser gehen.« Galgant findet sich auch in den meisten Currymischungen und gibt z. B. dem indonesischen Nationalgericht Nasigoreng seine typische Schärfe.

Fenchel

Hildegard von Bingen setzte Fenchel als Medikament in Pulverform, als Tee, Gemüse und Salat ein. Hildegard schreibt: »Und wie immer er gegessen wird, macht er den Menschen fröhlich, vermittelt ihm angenehme Wärme, guten Schweiß und Verdauung. Auch sein Same ist warm und nützlich für die Gesundheit des Menschen. Wer Fenchel oder seinen Samen täglich nüchtern isst, der verringert in sich üblen Schleim und Fäulnis, unterbindet üblen Atemgeruch und bringt die Augen zu klarem Sehen.« Auch moderne Ernährungswissenschaftler gehen heute davon aus, dass Fenchel den Kreislauf stabilisiert und die Darmfunktion anregt. Fencheltee kennen viele Mütter als altbewährtes Mittel gegen Blähungen und Bauchschmerzen bei Kleinkindern.

Quendel

Quendel oder auch Feldthymian ist (neben Bertram und Galgant) eines der drei Hauptgewürze der Hildegard-Küche. Sein Hauptwirkstoff ist das ätherische Quendelöl. Über den Magen-Darm-Trakt aufgenommen hat es eine den ganzen Körper reinigende Funktion. Nach geistiger Überanstrengung empfiehlt Hildegard den Quendel als Gewürz in Speisen und Gebäck. Heute können Sie Quendelkekse im Reformhaus kaufen oder auch Ihre Lieblingskekse mit Quendelpulver bestreuen. Bei allen Erkrankungen der Haut sollte Quendel – wo immer er geschmacklich passt – dem Essen zugefügt werden.

Bertram

Angebaut wird Bertram als Kulturpflanze rund um das Mittelmeer. Bei uns ist er nur sehr selten wild anzutreffen, da er ein mildes Klima bevorzugt. Mit doppelt fiederspaltigen Blättern und einer weißen, kamilleähnlichen Blüte wird Bertram ungefähr 30 Zentimeter hoch. Für die Heilkunde wird die getrocknete Wurzel verwendet. Sie enthält Inulin, Gerbstoffe, Harze und den zusammenziehenden Stoff Phyretin. Darauf beruht auch seine entgiftende Wirkung. Bei allen Erkrankungen, bei denen eine Entgiftung wichtig ist, sollte Bertram als Gewürz nicht fehlen. Auch bei schlechten Blutwerten oder bei Verschleimung von Nase und Nebenhöhlen ist Bertram hilfreich.

Hildegard schreibt: »Für den gesunden Menschen ist er gut, weil er die Fäulnis in ihm mindert, das gute Blut vermehrt und einen klaren Verstand bereitet. Auch den Schwerkranken bringt er wieder zu Kräften und schickt nichts unverdaut aus dem Magen hinaus. Wer viel Schleim im Kopf hat und Bertram isst, dem mindert er diesen Schleim.«

Bertram schmeckt leicht scharf und hinterlässt einen frischen Nachgeschmack. Streuen Sie ihn über Suppen und Saucen.

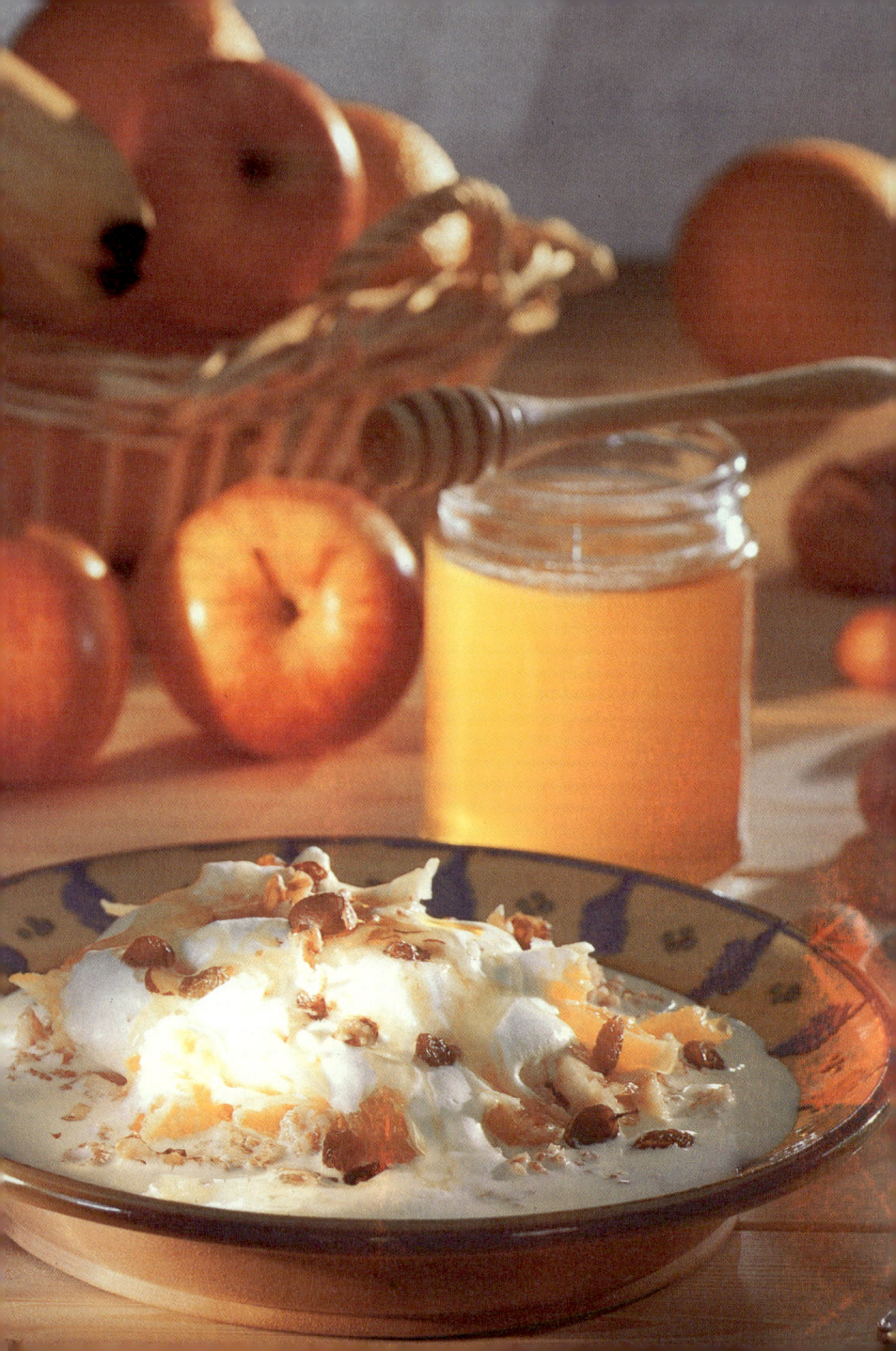

Frühstücksrezepte

Auftakt am Morgen – ein Frühstück mit allem, was der Mensch an Nährstoffen benötigt. Die Ballaststoffe für den Darm besorgt der Dinkel, Vitamine und Mineralstoffe steuern Früchte und Milchprodukte bei. Dinkel wirkt sehr sättigend, und seine Energie wird erst langsam im Körper freigesetzt, so dass Sie erst nach einigen Stunden wieder Hunger verspüren.

Porridge mit Obst

Zutaten für 4 Personen

120 g Dinkelflocken • 1 Prise Salz • 1/8 l Milch • 2 große Bananen • 1 Orange • 2 säuerliche Äpfel • 150 g Sahne • 2 EL Honig • 75 g Rosinen • 75 g gehackte Nusskerne

1 Die Dinkelflocken mit Salz, Milch und 3/4 Liter Wasser aufkochen und zugedeckt bei schwächster Hitze 10 Minuten kochen lassen. Dabei häufig umrühren.

2 Inzwischen Bananen und Orange schälen und in Stücke schneiden. Äpfel waschen, vierteln, schälen und das Fruchtfleisch grob raspeln. Alles mischen.

3 Porridge auf Suppentellern verteilen. Das Obst darauf geben.

4 Die Sahne halb steif schlagen und darüber gießen. Mit Honig beträufeln, mit Rosinen und Nüssen bestreuen.

Pro Portion
2248/537 kJ/kcal
9 g Eiweiß
26 g Fett
65 g Kohlenhydrate
8 g Ballaststoffe
45 mg Cholesterin

INFO Dinkel ist das optimale Frühstückskorn, da seine Energie langsam im Körper freigesetzt wird. Der Organismus wird so fit für den ganzen Tag.

Dinkelflocken und Obst: Energie für einen langen Tag.

Dinkelgrütze

Pro Portion
2329/556 kJ/kcal
12 g **Eiweiß**
29 g **Fett**
59 g **Kohlen-
hydrate**
7 g **Ballaststoffe**
36 mg **Chole-
sterin**

*Carob wird aus
den Früchten
des immer-
grünen Carob-
baums her-
gestellt, der seit
alters in Syrien
kultiviert wird.*

Zutaten für 4 Personen

*100 g Dinkelflocken • 1 Prise Salz • 1/4 unbehandelte Zitrone
200 ml Milch • 100 g beliebige Nusskerne • 1 TL Butter
50 g Rohr- oder Rübenzucker • 1/2 TL Zimtpulver
600 g Kirschen, Pfirsiche, Zwetschgen oder kernlose
Weintrauben • 200 g Magerjoghurt • 100 g Sahne
25 g Carobtafel oder -raspel*

1 Die Dinkelflocken mit dem Salz, der abgeriebenen Zitronenschale und der Milch zum Kochen bringen und zugedeckt bei schwacher Hitze 10 Minuten garen. Den Topf von der Kochstelle nehmen und die Grütze abkühlen lassen.

2 Die Nüsse mittelfein hacken. Die Butter zerlassen, aber nicht bräunen. Die Nüsse, die Hälfte des Zuckers und den Zimt hinzufügen und alles bei mittlerer Hitze unter Rühren etwa 3 Minuten rösten. Die Mischung abkühlen lassen, bis die anderen Zutaten vorbereitet sind.

3 Das Obst waschen oder schälen, entsteinen und in mundgerechte Stücke schneiden.

4 Den Joghurt, das Obst und den Rest des Zuckers unter die Grütze mischen. Die Sahne steif schlagen und darunter ziehen. Die Grütze auf Tellern verteilen. Die Carobtafel hacken und mit den gerösteten Nüssen über die Grütze streuen.

TIPP Sie können jede Obstsorte verwenden. Richten Sie sich danach, welche heimischen Früchte erhältlich sind. Früchte, die bis zur völligen Reife an der Pflanze hängen bleiben, sind wesentlich aromatischer als das Obst, das in speziellen Lagern nachreift.

Dinkelbrei mit Obst

Zutaten für 4 Personen
*1 Orange • 1 Banane • 2 Äpfel • Saft von 1/2 Zitrone
50 g Sahne • 200 g Joghurt • 2 EL Dattelsirup
2 Tassen gekochter Dinkelbulgur • Milch*

Pro Portion
1016/242 kJ/kcal
6 g Eiweiß
8 g Fett
**36 g Kohlen-
hydrate**
4 g Ballaststoffe
**23 mg Chole-
sterin**

1 Orange und Banane schälen und klein schneiden, Äpfel waschen, vierteln, vom Kerngehäuse befreien und das Fruchtfleisch raspeln.

2 Mit Zitronensaft, Sahne, Joghurt und Dattelsirup mischen. Bulgur unterrühren und mit Milch nach Geschmack aufgießen.

TIPP Wässern Sie Bulgur nicht zu stark, er zieht weniger Wasser als etwa Reis: Pro 100 Gramm Bulgur benötigt man nur 150 Milliliter Flüssigkeit.

Dinkelmüsli mit Obst und Nüssen

Zutaten für 4 Personen
*80 g Dinkelkörner • 500 g Dickmilch (3,5 %) • 100 ml Milch
125 g Nüsse und Rosinen, gemischt • 2 EL Honig • je 1 Apfel,
Birne und Banane*

Pro Portion
1517/363 kJ/kcal
10 g Eiweiß
16 g Fett
**44 g Kohlen-
hydrate**
5 g Ballaststoffe
**19 mg Chole-
sterin**

1 Den Dinkel in der Getreidemühle grob schroten und mit der Dickmilch verrühren. Zugedeckt im Kühlschrank 5 Stunden quellen lassen.
2 Die Milch erhitzen, aber nicht aufkochen.

Nüsse und Rosinen mit dem Wiegemesser zerkleinern. Alles mit dem Honig unter den Schrotbrei mischen.
3 Das Obst vorbereiten, zerkleinern und auf dem Müsli verteilen.

Maismehlkuchen

Pro Stück
930/222 kJ/kcal
4 g Eiweiß
13 g Fett
21 g Kohlen-
hydrate
1 g Ballaststoffe
60 mg Chole-
sterin

Zutaten für 20 Stücke
240 g Dinkelmehl • 150 g feines Maismehl • 1 EL Backpulver
2 Eier • 200 g Butter oder Pflanzenmargarine • 160 g Zucker
150 ml Milch • 200 g Frischkäse • Salz • Fett für die Form

1 Beide Mehle mit dem Backpulver mischen. Die Eier trennen. Die Eigelbe mit weichem Fett und Zucker schaumig rühren. **2** Nach und nach Milch, Frischkäse, Mehlmischung und Salz zur Eigelbcreme geben und zu einem glatten Teig verrühren. Das Eiweiß steif schlagen und unterheben. **3** Eine Gugelhupfform einfetten und den Teig hineinfüllen. Den Kuchen in den kalten Backofen (mittlere Schiene) schieben und bei 180 °C (Umluft 160 °C, Gas Stufe 2–3) etwa 1 Stunde backen.

Amerikanische Pfannkuchen

Pro Portion
2401/574 kJ/kcal
17 g Eiweiß
26 g Fett
67 g Kohlen-
hydrate
9 g Ballaststoffe
163 mg Chole-
sterin

Zutaten für 4 Personen
60 g Butter oder Margarine • 1/4 l Milch • 375 g Dinkelmehl
4 gestrichene TL Backpulver • 1 Prise Salz • 2 EL brauner
Zucker • geriebene Muskatnuss • 1 TL abgeriebene Schale
von 1 unbehandelten Zitrone • 2 Eier • Öl zum Backen

1 Fett zerlassen, dabei leicht bräunen und lauwarm abkühlen lassen. Milch in eine Schüssel geben. Mehl und Backpulver durch ein Sieb dazugeben und unterrühren. **2** Salz, Zucker, eine kräftige Prise Muskatnuss, Zitronenschale, Eier und flüssiges Fett mit dem Handrührgerät darunter mischen. Teig zugedeckt 30 Minuten ruhen lassen.

3 Öl in einer Pfanne erhitzen. 1/2 Schöpfkelle
Teig zugeben und gleich-
mäßig verteilen. Den
Pfannkuchen zugedeckt
bei mittlerer Hitze auf der
Unterseite etwa 3 Minu-
ten backen, bis der Teig an
der Oberseite fest ist.
Wenden und in der offe-
nen Pfanne fertig backen.
4 Restliche Pfannkuchen
backen; zwischendurch
die Pfanne ölen. Die fertigen Kuchen bei 50 °C im
Backofen warm halten.

**Zu den amerika-
nischen Pfann-
kuchen passt
Ahornsirup
und/oder
Obstsalat.**

Frühstückskuchen

Zutaten für 30 Stücke

*1 TL Trockenhefe • 3/8 l Milch • 250 g Butter oder Pflanzen-
margarine • 175 g Zucker • 3 Eier • 250 g Dinkelmehl
1 EL Kümmelkörner • 1/4 TL geriebene Muskatnuss • 1 Prise
Salz • 7 EL Orangensaft • 50 g Zitronat und Orangeat • Fett
für die Form • 4 EL geschlagene Sahne • Puderzucker*

Pro Stück
**620/148 kJ/kcal
2 g Eiweiß
9 g Fett
14 g Kohlen-
hydrate
1 g Ballaststoffe
49 mg Chole-
sterin**

1 Hefe in einem Schäl-
chen mit 1/4 Liter lauwar-
mer Milch verrühren und
ruhen lassen.
2 Weiches Fett mit
Zucker schaumig rühren.
Eier mit der restlichen
Milch verquirlen und nach
und nach unterrühren.
3 Mehl, Kümmel, Muskat
und Salz mischen und un-
terrühren. Hefemilch zu-
gießen. Mit Orangensaft
vermischtes Zitronat und
Orangeat unterrühren.

4 Kuchenform mit gefettetem Pergamentpapier
auslegen. Den Teig ein-
füllen und in den kalten
Backofen (mittlere Schie-
ne) schieben. Den Kuchen
bei 150 °C (Umluft 130 °C,
Gas Stufe 1) etwa 80 Mi-
nuten backen.
5 In der Form etwas auskühlen lassen, dann auf
ein Kuchengitter stürzen.
Heiß mit der Sahne be-
steichen und mit Puder-
zucker bestreuen.

Zucchinibrötchen mit Mozzarella

Pro Stück
393/94 kJ/kcal
4 g **Eiweiß**
4 g **Fett**
11 g **Kohlen-**
hydrate
2 g **Ballaststoffe**
7 mg **Chole-**
sterin

Zutaten für 16 Stück

250 g Dinkelvollkornmehl • 1/2 Päckchen Trockenhefe • Salz
125 g Buttermilch • 1 EL Olivenöl • 1 Bund Rucola • 1 kleine
Zucchini • 125 g Mozzarella • schwarzer Pfeffer • Mehl zum
Kneten und Formen • Fett für die Bleche

1 Mehl mit Hefe und Salz mischen. Die Buttermilch und das Öl lauwarm erhitzen und zugeben. Mit den Knethaken des Handrührgeräts etwa 5 Minuten durchrühren, bis der Teig Blasen bildet und sich vom Schüsselrand löst. Zugedeckt bei Zimmertemperatur etwa 50 Minuten so lange gehen lassen, bis sich das Volumen des Teigs verdoppelt hat.

2 Inzwischen den Rucola waschen und fein zerkleinern. Die Zucchini waschen, putzen und raspeln, den Mozzarella abtropfen lassen und in kleine Stücke schneiden. Alle diese Zutaten in einer Schüssel vermischen. Mit Salz und Pfeffer aus der Mühle kräftig würzen.

3 Den Teig auf Mehl mit den Händen kräftig durchkneten und in 16 Portionen teilen. Jede Portion zu einer Kugel rollen. Die Kugeln mit der Zucchinimischung füllen und zu Brötchen formen. Danach die Brötchen auf ein gefettetes Backblech legen und in den kalten Backofen schieben. Bei 200 °C (Umluft 180 °C, Gas Stufe 3–4) ca. 40 Minuten backen, bis die Oberfläche gebräunt ist.

INFO Die Buttermilch als Flüssigkeit für den Teig ist besonders kalziumreich und liefert wertvolles Milcheiweiß, aber nur wenig Fett. Auch pur als Getränk ist Buttermilch sehr schmackhaft.

Apfelmuffins

Zutaten für 8 Stück

2 Äpfel (Gravensteiner oder Cox Orange; ca. 300 g)
1 EL Zitronensaft • 150 g Butter oder Pflanzenmargarine
250 g Dinkelmehl • 150 g Zucker • 1/4 TL Vanillezucker
1 EL Weinbrand oder Orangensaft • 1 Ei • Fett für die For-
men • 2 EL Butter oder Pflanzenmargarine zum Bestreichen

Pro Stück
1594/381 kJ/kcal
5 g Eiweiß
21 g Fett
42 g Kohlen-
hydrate
4 g Ballaststoffe
85 mg Chole-
sterin

1 Den Backofen auf 200 °C (Umluft 180 °C, Gas Stufe 3–4) vorheizen. Die Äpfel vierteln, schälen, vom Kerngehäuse befreien und in dünne Spalten schneiden. Mit dem Zitronensaft mischen. Das Fett zerlassen, aber nicht bräunen.

2 Mehl, Zucker und Vanillezucker in einer Schüssel mischen. Das flüssige Fett und den Weinbrand zugeben und mit einer Gabel mischen, bis alles krümelig wie Streusel ist.

3 Das Ei verquirlen und mit den Äpfeln unter den krümeligen Teig mischen. Die gefetteten Muffinformen zu etwa 2/3 ihrer Höhe mit dem Teig füllen. Danach die Muffins in den heißen Ofen schieben und etwa 20 Minuten backen, bis sie hellbraun sind.

4 Heiß mit dem zerlassenen Fett bestreichen und 10 Minuten in den Formen ruhen lassen. Anschließend auf ein Kuchengitter stürzen und warm servieren.

TIPP Muffinförmchen gibt es mittlerweile in jedem Haushaltswarengeschäft. Wer keine Muffinförmchen hat, kann den Teig auch in einer gefetteten Springform von 20 bis 22 Zentimeter Durchmesser backen. Temperatur und Backzeit betragen in diesem Fall: 180 °C (Umluft 160 °C, Gas Stufe 2–3) für etwa 40 Minuten.

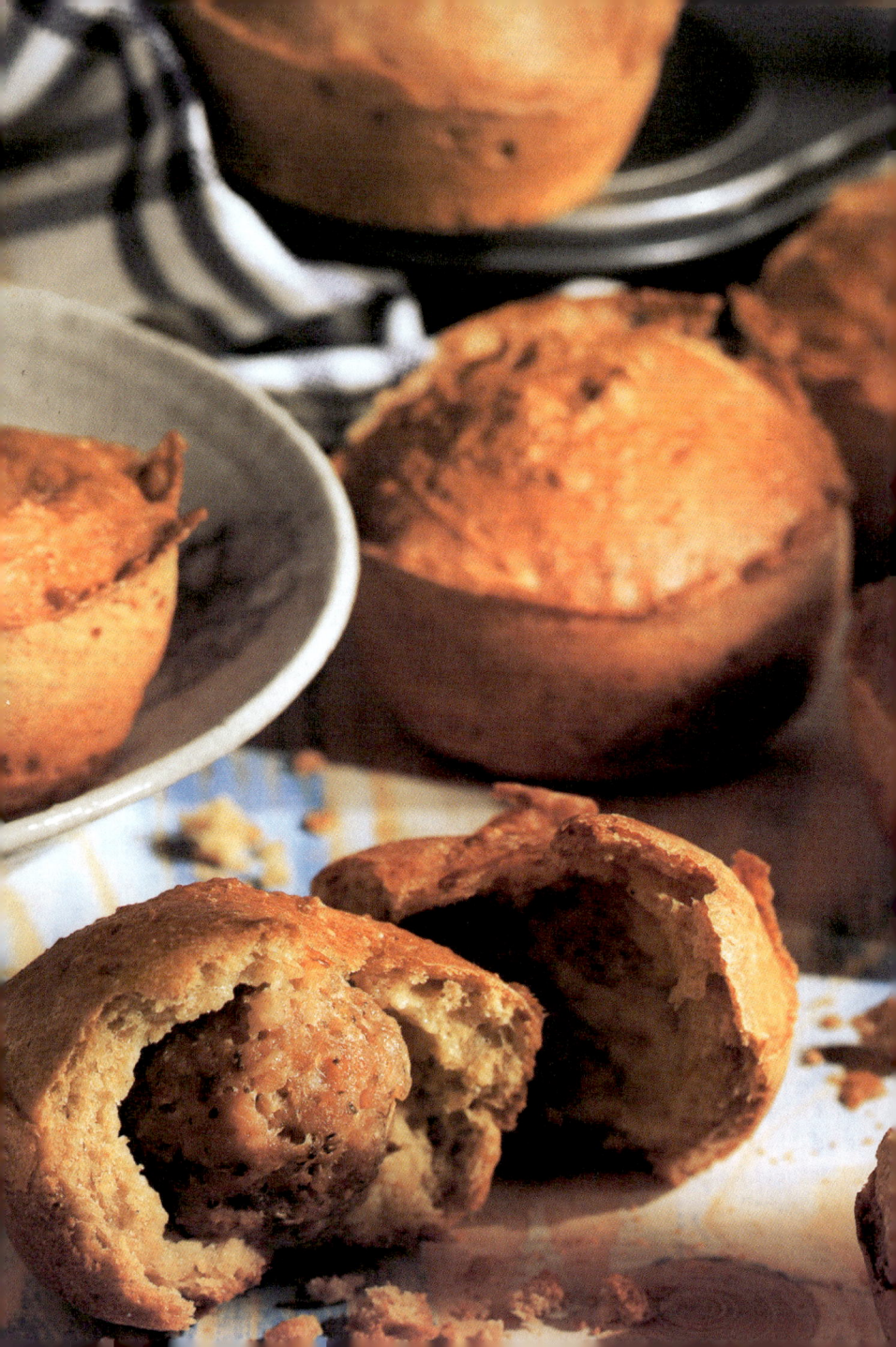

Salate und Snacks

Frischkost ist Vitaminspender in Vorspeisen und Snacks für zwischendurch – mit der Kombination verschiedener Blattsalate, einem pikanten Dressing und Dinkelkörnern können Sie Köstlichkeiten für jeden Geschmack zubereiten.

Bohnensalat mit Bulgur

Zutaten für 4 Personen
50 g Dinkelbulgur · 100 ml Gemüsebrühe · 1 kg grüne Bohnen · 2 kleine Zwiebeln · 4 EL Sonnenblumenöl · 1 EL Hildegard-Gewürzmischung · Salz, Pfeffer aus der Mühle 1 EL Balsamicoessig · 2 EL Apfelessig · 3 Zweige Petersilie

Pro Portion
1012/242 kJ/kcal
8 g Eiweiß
13 g Fett
22 g Kohlenhydrate
6 g Ballaststoffe
0 mg Cholesterin

1 Bulgur in die kochende Brühe streuen und 2 Minuten bei schwacher Hitze garen. Zugedeckt auf der abgeschalteten Kochstelle quellen lassen, bis der Bohnensalat fertig ist.
2 Bohnen waschen, putzen und in Stücke schneiden. Zwiebeln abziehen und fein zerkleinern. Das Öl in einer großen Pfanne erhitzen. Die Bohnen, die Zwiebeln und die Gewürze darin unter Rühren anbraten. 1/8 Liter Wasser, Salz und Pfeffer zugeben. Die Bohnen aufkochen und zugedeckt in 15 bis 20 Minuten bissfest garen.
3 Bohnen in einer Schüssel lauwarm abkühlen lassen. Mit Essigen und dem Bulgur vermischen. Mit Salz und Pfeffer abschmecken und mit den grob gezupften Petersilienblättchen bestreuen.

INFO Standard-Hildegard-Gewürze sind u. a. Galgant oder Muskat.

Die gefüllten Muffins erhalten ihre Würze durch abgeriebene Zitronenschale, Majoran und Muskat.

Nudelsalat mit Spinat

Pro Portion
1210/289 kJ/kcal
10 g Eiweiß
14 g Fett
32 g Kohlen-
hydrate
9 g Ballaststoffe
0 mg Chole-
sterin

Zutaten für 4 Personen
500 g Wurzelspinat • Salz • 200 g dicke Dinkelnudeln
(Penne oder Hörnchen) • 1 große Zwiebel • 4 EL Olivenöl
2 EL Essig • Salz, weißer Pfeffer

1 Den Spinat waschen, putzen und in reichlich Wasser mit Salz etwa 3 Minuten sprudelnd kochen. Mit einem Schaumlöffel auf ein Sieb geben, mit eiskaltem Wasser abschrecken und gut abtropfen lassen.

2 Die Nudeln im Spinatwasser (es enthält viele Mineralstoffe) bissfest kochen. Auf einem Sieb abgießen, gut abtropfen lassen und mit dem Spinat in einer Schüssel mischen.

3 Die Zwiebel abziehen, fein zerkleinern und in 2 Esslöffeln heißem Öl goldbraun anbraten. Zu den Nudeln geben.

4 Anschließend Essig, Salz und Pfeffer zufügen und vermischen.

Weinblätter mit Dinkelbulgur

Pro Portion
1540/368 kJ/kcal
7 g Eiweiß
25 g Fett
27 g Kohlen-
hydrate
5 g Ballaststoffe
0 mg Chole-
sterin

Zutaten für 4 Personen
50 g Korinthen • 1 kleine Zwiebel • 6 EL Olivenöl • 100 g Dinkel-
bulgur • Salz, schwarzer Pfeffer • je 1/2 Bund Dill und Pfef-
ferminze • 5 schwarze Oliven • 50 g Pinienkerne • etwa
40 Weinblätter • 1 unbehandelte Zitrone • 5 EL Hühner-
brühe (Instant)

1 Die Korinthen 20 Minuten in warmem Wasser einweichen. Die Zwiebel abziehen, fein würfeln und in 1 Esslöffel Öl bei schwacher Hitze glasig werden lassen. Den Bulgur mit 300 Milliliter

Wasser aufkochen, Salz und Pfeffer zufügen und 2 Minuten kochen lassen. Zugedeckt auf der abgeschalteten Kochstelle einige Minuten quellen lassen, bis die anderen Zutaten vorbereitet sind.

2 Die Kräuter waschen und trocknen, alle Blättchen abzupfen und fein hacken. Die Oliven entsteinen und fein zerkleinern. In einer Pfanne 1 Esslöffel Öl erhitzen. Die Pinienkerne darin bei schwacher Hitze unter Rühren vorsichtig goldbraun rösten. Mit Kräutern, Oliven und abgetropften Korinthen unter den Bulgur mischen.

3 Einen weiten Topf mit 4 bis 5 Weinblättern auslegen. Die restlichen Blätter jeweils mit 1 gehäuften Teelöffel Füllung belegen, aufrollen und nebeneinander auf die Weinblätter im Topf legen. Mit dem restlichen Öl beträufeln. Die Zitrone waschen, trocknen, in Scheiben schneiden und auf die Weinblätter legen. Brühe an den Seiten zugießen. Einen Teller auf die Weinblätter legen, damit sie sich nicht aufrollen.

4 Die Weinblätter aufkochen und zugedeckt bei schwacher Hitze 20 Minuten garen. Im Sud abkühlen lassen.

Nudelsalat aus Dinkelnudeln oder Weinblätter mit Dinkelbulgur eignen sich auch hervorragend für ein kaltes Buffet.

INFO In Salzlake eingelegte Weinblätter bekommen Sie das ganze Jahr über in Lebensmittelabteilungen großer Warenhäuser. Frisch gibt es sie im Frühling und Sommer im griechischen oder türkischen Laden, manchmal auch auf dem Wochenmarkt. Fertig gefüllte Weinblätter finden Sie hier ebenfalls.

TIPP Vor der Zubereitung werden eingelegte Blätter kalt abgespült, damit sie nicht so salzig sind. Frische Blätter kocht man etwa 4 Minuten in Salzwasser mit Zitronensaft, bis sie geschmeidig genug zum Rollen, aber noch so stabil sind, dass sie nicht reißen.

Dinkelsprossensalat

Pro Portion
721/172 kJ/kcal
3 g Eiweiß
10 g Fett
15 g Kohlen-
hydrate
5 g Ballaststoffe
0 mg Chole-
sterin

Zutaten für 4 Personen
50 g Dinkelkörner • 25 g Alfalfa- und Rettichsamen, ge-
mischt • 1/8 l Gemüsebrühe • 1 Aufgussbeutel Fencheltee
1 TL körniger Senf • Salz, weißer Pfeffer • 1/2 TL Ahornsirup
2 EL Obstessig • 3 EL Maiskeimöl • 200 g Friséesalat
200 g Staudensellerie • 1 Orange (etwa 200 g) • 2 Möhren
1 Bund Schnittlauch

1 Dinkel, Alfalfa- und Rettichsamen auf zwei Weckgläser verteilen. Die Gläser mit Verbandmull und einem Gummiband verschließen, mit warmem Wasser füllen und die Samen etwa 6 Stunden quellen lassen.

2 Gläser im Spülbecken umstülpen und umgekehrt leicht geneigt stehen lassen, bis das Wasser ganz abgelaufen ist. Anschließend aufrecht an einen warmen, hellen Platz stellen und 3 Tage keimen lassen. Dabei jeden Tag mit warmem Wasser füllen, etwa 10 Minuten stehen lassen und wie oben beschrieben abgießen.

3 Für die Salatsauce die Gemüsebrühe aufkochen. Den Fencheltee 10 Minuten darin ziehen lassen. Teebeutel herausnehmen und die gekeimten Sprossen in die Brühe geben. Erneut aufkochen. Sprossen abgießen – die Brühe dabei auffangen – und in eine Schüssel geben.

4 Die Brühe mit Senf, Salz, Pfeffer, Ahornsirup, Essig und Öl verrühren.

5 Frisée und Sellerie putzen, waschen und trockenschwenken. Den Salat in Streifen, Sellerie in kleine Stücke schneiden. Orange und Möhren schälen. Orange in kleine Stücke schneiden, den Saft dabei auffangen und in die Salatsauce rühren. Die Möhren in Stifte schneiden.

6 Salate, Orange und Möhren zu den Sprossen geben. Alles mit der Salatsauce mischen und mit zerkleinertem Schnittlauch bestreuen.

Nudelsalat mit Kräutern

Zutaten für 4 Personen
300 g grüne Bohnen · 1 Bund Bohnenkraut · Salz
200 g Dinkelröhrli · 1 Zwiebel · 50 g Pinienkerne
je 1/2 Bund Petersilie und Schnittlauch · 4 EL milder
Kräuteressig · 1 TL scharfer Kräutersenf · 2 EL Olivenöl
weißer Pfeffer

Pro Portion
1338/320 kJ/kcal
12 g Eiweiß
14 g Fett
36 g Kohlenhydrate
8 g Ballaststoffe
0 mg Cholesterin

1 Bohnen waschen, in 1 bis 2 Zentimeter dicke Stücke schneiden. Bohnenkrautstiele ganz fein zerkleinern. Blättchen beiseite legen.
2 Etwa 2 Liter Wasser mit Salz zum Kochen bringen. Die Bohnen und die zerkleinerten Bohnenkrautstiele hinzufügen, aufkochen und zugedeckt bei schwacher Hitze etwa 5 Minuten garen.
3 Das Wasser erneut aufkochen, Nudeln zufügen und im geöffneten Topf bei starker bis mittlerer Hitze in etwa 6 Minuten bissfest garen.
4 Zwiebel, Pinienkerne, Petersilie, Schnittlauch und die Bohnenkrautblättchen fein zerkleinern.
5 Nudeln und Bohnen abgießen und in eine Schüssel geben. Zwiebel, Pinienkerne, Kräuter sowie den Essig, Senf und das Öl untermischen. Den Salat mit Salz und reichlich Pfeffer abschmecken.

TIPP Sie können auch getrocknete Bohnen verwenden: 200 Gramm weiße Bohnen über Nacht einweichen, im Einweichwasser etwa 1 bis 1 1/2 Stunden garen.

Dinkel mit Schafskäse

Pro Portion
1476/352 kJ/kcal
11 g Eiweiß
18 g Fett
35 g Kohlen-
hydrate
6 g Ballaststoffe
11 mg Chole-
sterin

Zutaten für 4 Personen

200 g Dinkelkörner • 1 TL Gemüsebrühe (Instant) • 2 Mini-gurken (ersatzweise 1/2 Salatgurke) • 300 g Tomaten 100 g harter Schafskäse • 1/2 Bund frische Pfefferminze 4 EL Zitronensaft • Salz, schwarzer Pfeffer • 1/4–1/2 TL Haris-sa (scharfe Chilipaste; ersatzweise Cayennepfeffer) 4 EL Olivenöl

1 Den Dinkel mit 1/2 Liter Wasser und der Gemüsebrühe aufkochen und zugedeckt bei schwacher Hitze 1 Stunde garen. Den Topf von der Kochstelle nehmen, den Dinkel noch 1 weitere Stunde quellen und dabei abkühlen lassen.

2 Tomaten waschen und in kleine Würfel schneiden. Den Käse grob raspeln. Die Pfefferminze waschen, trockentupfen, die Blätter von den Stängeln zupfen und fein schneiden.
3 Für die Salatsauce den Zitronensaft mit Salz,

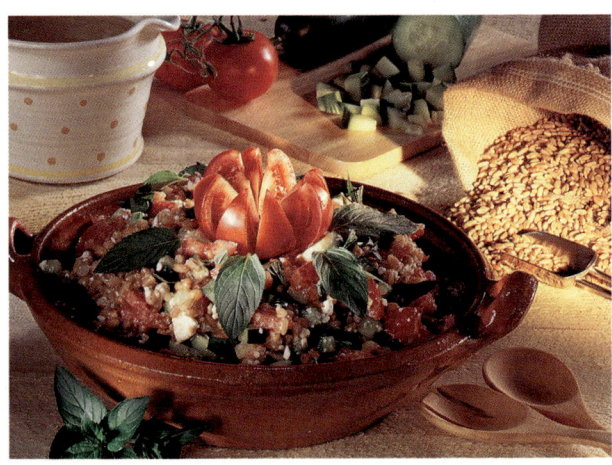

Dieser Getreidesalat wird Sie an Tabboulé, ein nordafrikanisches Getreidegericht, erinnern.

Pfeffer, dem Harissa und dem Öl verrühren.
4 Dinkel mit der verbliebenen Garflüssigkeit, Gurken, Tomaten und der Salatsauce vermischen. Käse und Pfefferminze unterheben.

Dinkeltoast mit Trockenpflaumen

Zutaten für 4 Personen

12 Trockenpflaumen • 1 Aufgussbeutel Früchtetee • 2 EL Rotweinessig • 1 TL scharfer Senf • Salz, Pfeffer aus der Mühle 1 EL Maiskeimöl • 200 g Friséesalat • 200 g Möhren 25 g gehackte Haselnusskerne • 1 EL Schnittlauchröllchen 4 Scheiben Dinkeltoastbrot • 40 g Butter • 200 g Gorgonzola

Pro Portion
1892/452 kJ/kcal
14 g Eiweiß
33 g Fett
3 g Kohlen-
hydrate
6 g Ballaststoffe
25 mg Chole-
sterin

1 Die Trockenpflaumen in 1/8 Liter Wasser 30 Minuten einweichen und wieder herausnehmen.
2 Das Wasser aufkochen, Früchtetee 10 Minuten darin ziehen lassen. Teebeutel entfernen. Den Sud mit Essig, Senf, Salz, Pfeffer und Öl zur Salatsauce verrühren.
3 Salat waschen, trockenschwenken und fein zerkleinern. Möhren schälen und raspeln. Beide Zutaten mit der Salatsauce vermischen. Salat mit Nüssen und Schnittlauch bestreuen.
4 Toastscheiben rösten und mit Butter bestreichen. Halbierte Pflaumen und Gorgonzolascheiben darauf verteilen. Toasts im heißen Backofen oder unter dem vorgeheizten Grill (obere Schiene) etwa 5 Minuten backen, bis der Käse geschmolzen und leicht gebräunt ist.

TIPP Für Partys lassen sich die Dinkeltoastscheiben leichter handhaben, wenn Sie sie zuvor diagonal halbieren und auf einem Salatblatt servieren.

Gefüllte Muffins

Pro Stück
650/155 kJ/kcal
8 g Eiweiß
7 g Fett
16 g Kohlen-
hydrate
3 g Ballaststoffe
52 mg Chole-
sterin

Zutaten für 12 Stück

*100 g Schweinemett • 1 TL getrockneter Majoran • 1/2 TL ab-
geriebene Zitronenschale • 300 g Dinkelmehl • 50 g geriebener alter Gouda oder Parmesan • frisch gemahlener
schwarzer Pfeffer • frisch geriebene Muskatnuss
1/2 Päckchen Backpulver • 2 Eier • 1/4 l Buttermilch
Fett für die Formen*

1 Mett, Majoran und Zitronenschale mischen, zu
12 Klößchen formen.

2 Das Mehl mit Käse,
grobem Pfeffer, Muskat
Backpulver und mit Eiern
und Milch zu einem Teig
verarbeiten.

3 Gefettete Muffinformen zuerst mit Teig, dann

mit den Mettklößchen
füllen und mit dem restlichen Teig abdecken.

4 Die Muffins im
Backofen (Mitte) bei
180 °C (Umluft 160 °C,
Gas Stufe 2–3) 25 Minu-
ten goldbraun backen.
5 Minuten ruhen lassen
und sofort servieren.

Frühlingssalat mit Dinkelnudeln

Pro Portion
955/228 kJ/kcal
6 g Eiweiß
17 g Fett
14 g Kohlen-
hydrate
4 g Ballaststoffe
0 mg Chole-
sterin

Zutaten für 6 Personen

*100 g Dinkelröhrli • Salz • 6 EL Sonnenblumenöl • 200 g ge-
mischter Blattsalat • 1 kleine Kohlrabiknolle • 1 junge Möhre
5 Radieschen • 2 Tomaten • 4 Champignons • 1 Bund
Schnittlauch • 3 EL milder Kräuteressig • Pfeffer aus der
Mühle • 1 TL Senf • 50 g Sonnenblumenkerne*

1 Die Nudeln in reichlich
Salzwasser bissfest ko-
chen, abgießen, kurz ab-

tropfen lassen und mit
2 Esslöffeln Sonnen-
blumenöl mischen.

2 Salat waschen, Kohlrabi und Möhre schälen und raspeln. Radieschen, Tomaten und Pilze waschen und in Scheiben schneiden. Schnittlauch in Röllchen schneiden. Alles mit den Nudeln mischen.

3 Kräuteressig mit Salz, Pfeffer, Senf und dem restlichen Sonnenblumenöl verrühren und unter den Salat mischen. Mit Sonnenblumenkernen bestreuen und mit frischem Baguette servieren.

Buttermilchkuchen mit Kräutercreme

Zutaten für 12 Stücke

3 Bund Basilikum oder Petersilie • 3 Knoblauchzehen 50 g Pinienkerne • 100 g Parmesan • 1/8 l Olivenöl • Salz, schwarzer Pfeffer • 250 g Dinkelmehl • 1 TL Weinstein-Backpulver • 40 g Margarine • 125 g Buttermilch

Pro Stück
1032/246 kJ/kcal
7 g Eiweiß
18 g Fett
14 g Kohlenhydrate
3 g Ballaststoffe
10 mg Cholesterin

1 Das Basilikum waschen und trockentupfen. Den Knoblauch abziehen. Beide Zutaten mit den Pinienkernen und dem zerbröckelten Parmesan pürieren. Das Olivenöl untermischen. Die Creme mit Salz und Pfeffer würzen.

2 Das Mehl mit dem Backpulver und etwas Salz mischen. Das Fett in kleinen Stücken zugeben und alles mit den Knethaken des Handrührers zu einer krümeligen Masse vermischen. Die Buttermilch langsam zugeben und zu einem glatten Teig verrühren.

3 Den Teig auf ein gefettetes Backblech streichen. Die Kräutercreme auf den Teig streichen. Den Kuchen in den kalten Backofen (Mitte) schieben und bei 220 °C (Umluft 200 °C, Gas Stufe 4–5) etwa 15 Minuten backen, bis er am Rand goldbraun ist.

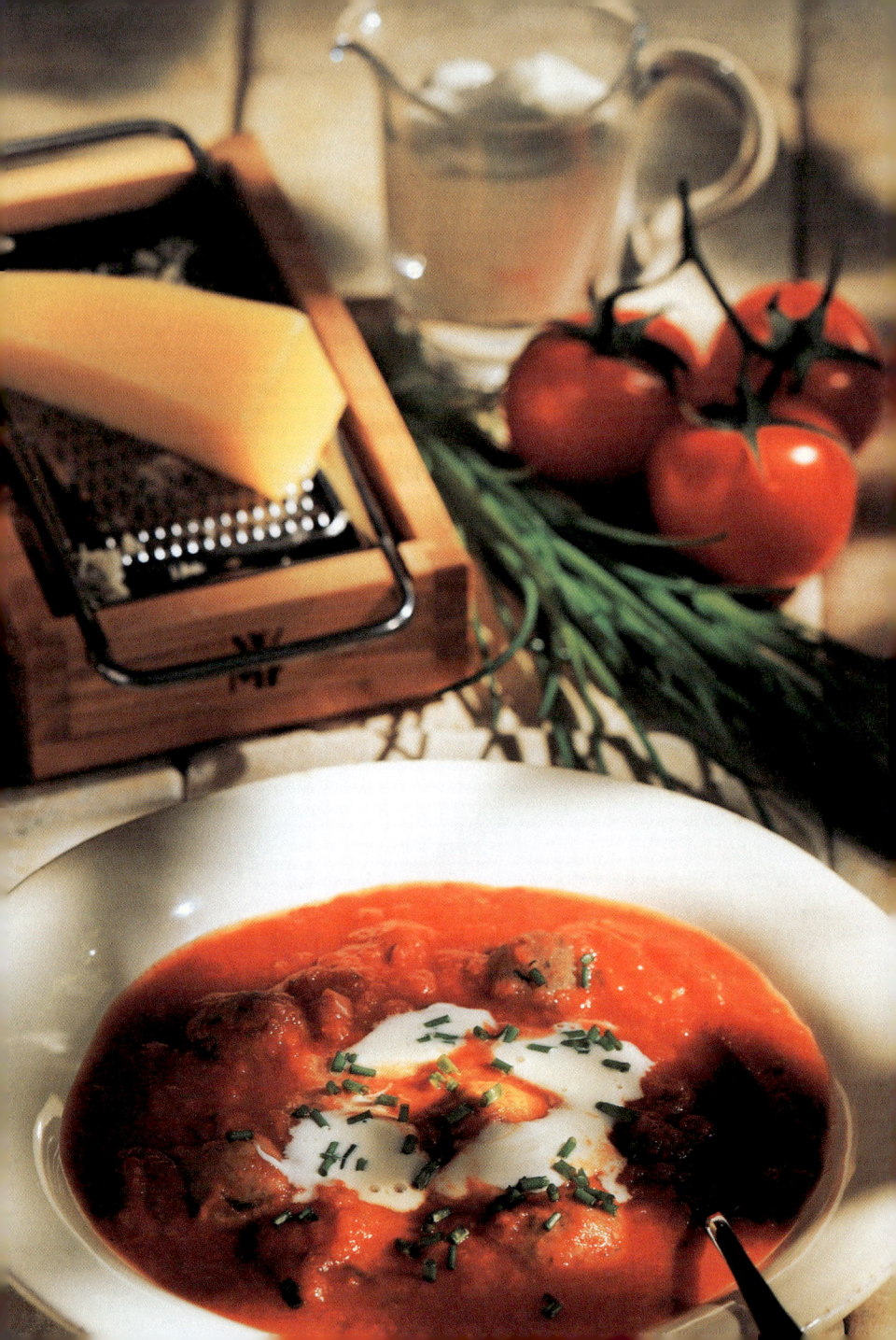

Suppen und Eintöpfe

Heißes – nicht nur für die kalte Jahreszeit. Eine kräftige Suppe oder ein herzhafter Eintopf sind für manche eine komplette Mahlzeit, die nicht zu viele Kalorien hat und dennoch sättigt. Nahezu alle Gemüse eignen sich für Suppen oder Eintöpfe. Sie lassen sich mit einem Pürierstab oder Mixer leicht zerkleinern und müssen nicht zusätzlich mit Bindemittel gebunden werden. Ganz nach Belieben kann man den Eintöpfen Fleisch zugeben und die Fleischbrühe selbst kochen. Der Fond kann problemlos eingefroren und über längere Zeit im Gefrierfach bevorratet werden.

Bunte Dinkelgrießsuppe

Zutaten für 4 Personen
2 kleine Zucchini • 100 g Brunnenkresse • je 1 Hand voll frischer Kerbel und Sauerampfer • 3/4 l Gemüsebrühe 40 g Dinkelgrieß • 100 g Schmant • Cayennepfeffer

1 Zucchini in dünne Stifte schneiden. Kräuter fein hacken.

2 Die Gemüsebrühe aufkochen. Den Grieß unter Rühren zugeben, erneut aufkochen und zugedeckt bei schwacher Hitze 5 Minuten garen.

3 Zucchini hinzufügen und nach dem Aufkochen zugedeckt bei schwacher Hitze etwa 2 Minuten lang garen.

4 Schmant und Kräuter untermischen und erhitzen, aber nicht mehr kochen lassen. Zum Schluss die Kräuter darunter mischen und die Suppe mit Cayennepfeffer abschmecken.

Pro Portion
704/167 kJ/kcal
5 g Eiweiß
12 g Fett
11 g Kohlenhydrate
4 g Ballaststoffe
22 mg Cholesterin

Die Tomatensuppe mit Käseklößchen verträgt neben einer Prise Zucker auch einen Spritzer Zitronensaft.

Klare Gemüsesuppe mit Nudeln

Pro Portion
494/117 kJ/kcal
4 g Eiweiß
5 g Fett
14 g Kohlen-
hydrate
4 g Ballaststoffe
0 mg Chole-
sterin

Zutaten für 3 Personen
250 g gemischtes Gemüse wie Zucchini, Möhren und Kohl-
rabi oder Paprikaschoten, Tomaten und Gurken oder Weiß-
kohl, Fenchel und Grünkohl • 1/2 unbehandelte Zitrone
3/4 l Gemüsebrühe • 50 g Dinkelsuppennudeln • Salz
1 Kästchen Gartenkresse

1 Gemüse waschen, putzen, schälen und zerkleinern. Ein 4 Zentimeter langes Stück Zitronenschale abschneiden und in millimeterdünne Streifen schneiden. Den Zitronensaft auspressen.
2 Gemüsebrühe mit dem Zitronensaft aufkochen. Nudeln hinzufügen und etwa 4 Minuten garen. Gemüse dazugeben, erneut aufkochen und etwa 1 Minute garen.
3 Die Gemüsesuppe mit Salz und der Zitronenschale nach Geschmack würzen. Kresse mit einer Schere abschneiden und als Sträußchen auf die Suppenportionen legen.

Brotsuppe mit Spitzkohl

Pro Portion
1113/265 kJ/kcal
6 g Eiweiß
16 g Fett
23 g Kohlen-
hydrate
6 g Ballaststoffe
15 mg Chole-
sterin

Zutaten für 4 Personen
150 g Dinkelbrot • 1 Zwiebel • 1 Bund Suppengrün • 2 EL Oli-
venöl • 1 l Gemüsebrühe • 100 g Spitzkohlblätter • 1/2 Bund
Schnittlauch • Salz, Cayennepfeffer • 1/4 TL gemahlener
Koriander • 50 g Crème fraîche

1 Das Brot in kleine Würfel schneiden. Zwiebel abziehen und würfeln. Suppengrün waschen, putzen, trockentupfen und ebenfalls zerkleinern.
2 Öl in einem Topf erhitzen und die Zwiebel darin

bei mittlerer Hitze glasig braten. Brotwürfel und Suppengrün hinzufügen und unter Rühren etwa 1 Minute lang leicht anbraten.

3 Die Gemüsebrühe hinzugießen, aufkochen und die Suppe zugedeckt bei schwacher Hitze 5 Minuten garen.

4 Den Spitzkohl und Schnittlauch waschen und sehr fein zerkleinern. In die Suppe geben, aufkochen und zugedeckt 1 Minute ziehen lassen. Die Suppe mit den Gewürzen abschmecken, auf vorgewärmte Teller verteilen und auf jede Portion etwas Crème fraîche setzen.

Kalte Gemüsesuppe

Zutaten für 4 Personen
2 Scheiben Dinkeltoastbrot • 4 EL Olivenöl • 500 g Tomaten 300 g Salatgurke • 1 Möhre • 1 grüne Paprikaschote 1 Gemüsezwiebel • 2 Knoblauchzehen • 3/4 l kalte Gemüsebrühe • je 1 Bund Rucola und Petersilie • 1 EL Zitronensaft Salz, schwarzer Pfeffer • 50 g Mandelstifte

Pro Portion
1279/305 kJ/kcal
7 g Eiweiß
23 g Fett
17 g Kohlenhydrate
8 g Ballaststoffe
0 mg Cholesterin

1 Brot würfeln und in 2 Esslöffeln Öl anbraten.
2 Tomaten häuten. Gurke und Möhre schälen. Gurke halbieren und entkernen. Paprikaschote vierteln und entkernen. 1/4 der Gemüsesorten als Suppeneinlage beiseite stellen.
3 Zwiebel und Knoblauch grob zerkleinern.

Mit Gemüse und Brühe portionsweise pürieren.
4 Rucola und Kräuter waschen und hacken. Mit Zitronensaft, Salz, Pfeffer und dem restlichen Öl in die Suppe rühren.
5 Das übrige Gemüse zerkleinern und in die Suppe geben. Mit Mandeln und Brotwürfeln servieren.

Bulgursuppe mit Kohlrabi

Pro Portion
564/135 kJ/kcal
5 g Eiweiß
6 g Fett
15 g Kohlen-
hydrate
2 g Ballaststoffe
5 mg Chole-
sterin

Zutaten für 3 Personen

1 Knoblauchzehe · 50 g Dinkelbulgur · 1 EL Olivenöl
1 EL gekörnte Brühe · 1 kleiner Kohlrabi · 1 Lauchzwiebel
1/8 l Milch · Salz, schwarzer Pfeffer · geriebene Muskatnuss
2 EL Zitronensaft · 1 EL Schnittlauchröllchen

1 Knoblauch zerkleinern und mit Bulgur im heißen Öl anbraten. 3/4 Liter Wasser und Brühe zugeben, die Suppe einmal aufkochen und zugedeckt bei schwacher Hitze 10 Minuten garen.
2 Den Kohlrabi schälen, waschen und grob raspeln. Die zarten Kohlrabiblättchen waschen und hacken. Die Lauchzwiebel putzen, waschen und fein zerkleinern.
3 Alles in die Suppe geben, aufkochen und zugedeckt etwa 5 Minuten kochen. Die Milch dazugeben. Mit Salz, Pfeffer, Muskat und Zitronensaft abschmecken und danach mit etwas Schnittlauch bestreuen.

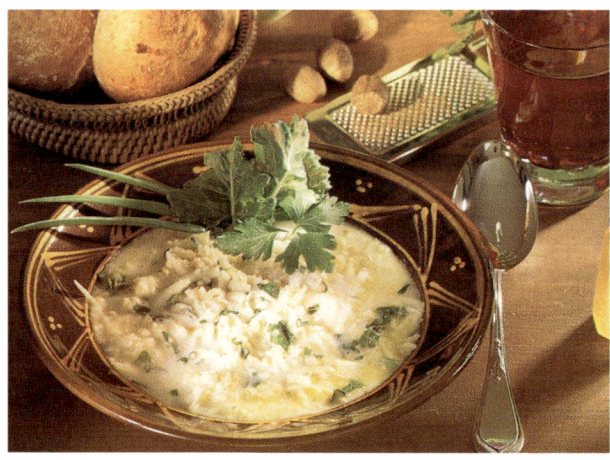

Noch gehaltvoller wird die Bulgursuppe, wenn Sie statt Milch Sahne hinzugeben.

Dicke Gemüsesuppe

Zutaten für 2 Personen
2 Bund Suppengrün • 1 kleine Zwiebel • 2 Scheiben Dinkel-toastbrot • 3 EL Olivenöl • 400 ml Gemüsebrühe • 150 g tief-gekühlte Erbsen und Möhren • 50 g Bergkäse • 100 g Sahne Salz, Cayennepfeffer • 2 EL Schnittlauchröllchen

Pro Portion
2578/615 kJ/kcal
18 g Eiweiß
44 g Fett
36 g Kohlen-hydrate
18 g Ballast-stoffe
65 mg Chole-sterin

1 Suppengrün waschen, putzen und zerkleinern. Zwiebel abziehen und fein hacken. Das Brot würfeln.

2 Die Brotwürfel in 2 Esslöffeln Öl bei schwacher Hitze in etwa 10 Minuten knusprig rösten. Dabei mehrmals wenden. Das Ganze anschließend in Suppenteller geben.

3 Das restliche Öl erhitzen. Suppengrün und Zwiebel bei mittlerer Hitze unter Rühren darin anbraten, bis die Zwiebel glasig ist.

4 Die Gemüsebrühe zugießen und aufkochen. Das gefrorene Gemüse zugeben, erneut aufkochen und die Suppe zugedeckt 5 Minuten garen.

5 Inzwischen den Käse reiben und auf die Brotwürfel geben. Die Sahne in die Suppe rühren und bis knapp unter den Siedepunkt erhitzen. Die Suppe mit wenig Salz und 1 kräftigen Prise Cayennepfeffer abschmecken und in Suppenteller geben. Mit dem Schnittlauch bestreuen.

TIPP Diese kräftige Suppe lässt sich hervorragend vorbereiten und bleibt – zugedeckt oder im Dampfkochtopf – lange warm. Sie ist sehr beliebt bei Umzügen, Umbauten und überall dort, wo man eine unkomplizierte Mahlzeit genießen möchte. Portionsweise eingefroren kann man auch für Kinder schnell ein gesundes Mittagessen zaubern.

Dinkelsuppe mit Wirsing

Pro Portion
1307/311 kJ/kcal
5 g Eiweiß
27 g Fett
13 g Kohlen-
hydrate
3 g Ballaststoffe
77 mg Chole-
sterin

Zutaten für 4 Personen

200 g Wirsingblätter • 1 kleine Zwiebel • 1 Knoblauchzehe 1/2 unbehandelte Zitrone • 1 EL Butter oder Pflanzen- margarine • 50 g Dinkelschrot • 3/4 l Gemüsebrühe 250 g Sahne • Salz, weißer Pfeffer • geriebene Muskatnuss oder Mazis • 2 Stängel Petersilie

1 Die Wirsingblätter waschen und die Rippen herausschneiden. Die Blätter in feine Streifen schneiden, die Rippen klein würfeln. Die Zwiebel und den Knoblauch abziehen und fein hacken. Die Zitronenschale etwa zur Hälfte abreiben. Den Zitronensaft auspressen.
2 Das Fett erhitzen, die Zwiebel und den Knoblauch darin glasig anbraten. Dinkelschrot und Wirsingteile zugeben und kurz mitschmoren. Zitro-

nensaft, Brühe und 2 Esslöffel Sahne zugießen, aufkochen und zugedeckt bei mittlerer Hitze etwa 15 Minuten garen, bis der Wirsing weich ist.
3 Die restliche Sahne zugießen. Die Suppe mit der Zitronenschale, Salz, Pfeffer aus der Mühle und Muskat oder Mazis würzen und erhitzen, aber nicht mehr aufkochen. Auf heißen Tellern anrichten und mit den gehackten Petersilienblättchen bestreuen.

Info Der Wirsing gehört zur Familie der Kohlgewächse. Kohlsorten wie auch Weißkohl, Rotkohl und Spitzkohl sind äußerst ballaststoffreich und liefern dem Körper viele Vitamine und Mineralstoffe. Schon die Griechen und Römer züchteten Kohl nicht nur als Gemüse, sondern auch als Heilpflanze. Wirsing eignet sich auch gut als Suppeneinlage bei Fleischbrühen.

Tomatensuppe mit Käseklößchen

Zutaten für 4 Personen
1 kg Tomaten • 2 Bund Suppengrün • 1 Knoblauchzehe
1 TL gekörnte Brühe • 30 g Butter • 1 Ei • 90 g Dinkelvollkorn-
mehl • 30 g geriebener Käse • 1 EL getrockneter Thymian
1 Prise geriebene Muskatnuss • Salz, Pfeffer aus der Mühle
100 g Crème fraîche • 1 Prise Zucker • 1 Bund Schnittlauch

Pro Portion
1409/337 kJ/kcal
11 g Eiweiß
21 g Fett
25 g Kohlen-
hydrate
7 g Ballaststoffe
100 mg Chole-
sterin

1 Die Tomaten waschen, in Würfel schneiden und dabei die Stielansätze entfernen. Das Suppengrün waschen, putzen und fein zerkleinern, den Knoblauch abziehen und fein hacken. Alle Zutaten in 1/2 Liter Wasser und Brühe zum Kochen bringen und 5 Minuten bei schwacher Hitze garen. Die Suppe mit dem Stabmixer pürieren.

2 Die Butter in einer großen Schüssel schaumig schlagen und nach und nach mit dem Ei, Mehl, Käse, Thymian, Muskat, Salz und Pfeffer zu einem geschmeidigen Teig rühren.

3 Die Suppe unter Rühren nochmals langsam erhitzen. Mit einem Teelöffel vom Teig kleine Klößchen abstechen und in der Suppe bei schwacher Hitze etwa 10 Minuten garen.

4 Die Klößchen in die Suppenteller setzen. Die Crème fraîche in die Suppe rühren und mit Salz, Pfeffer und Zucker abschmecken. Dann die Suppe über die Klößchen gießen, den fein zerkleinerten Schnittlauch darüber streuen.

TIPP Die Tomatensuppe lässt sich auch mit Tomaten aus der Dose zubereiten. Das ist gerade im Winter, wenn es nur wenig frische, aromatische Tomaten gibt, sinnvoll. Sie lässt sich zudem noch mit Gin verfeinern.

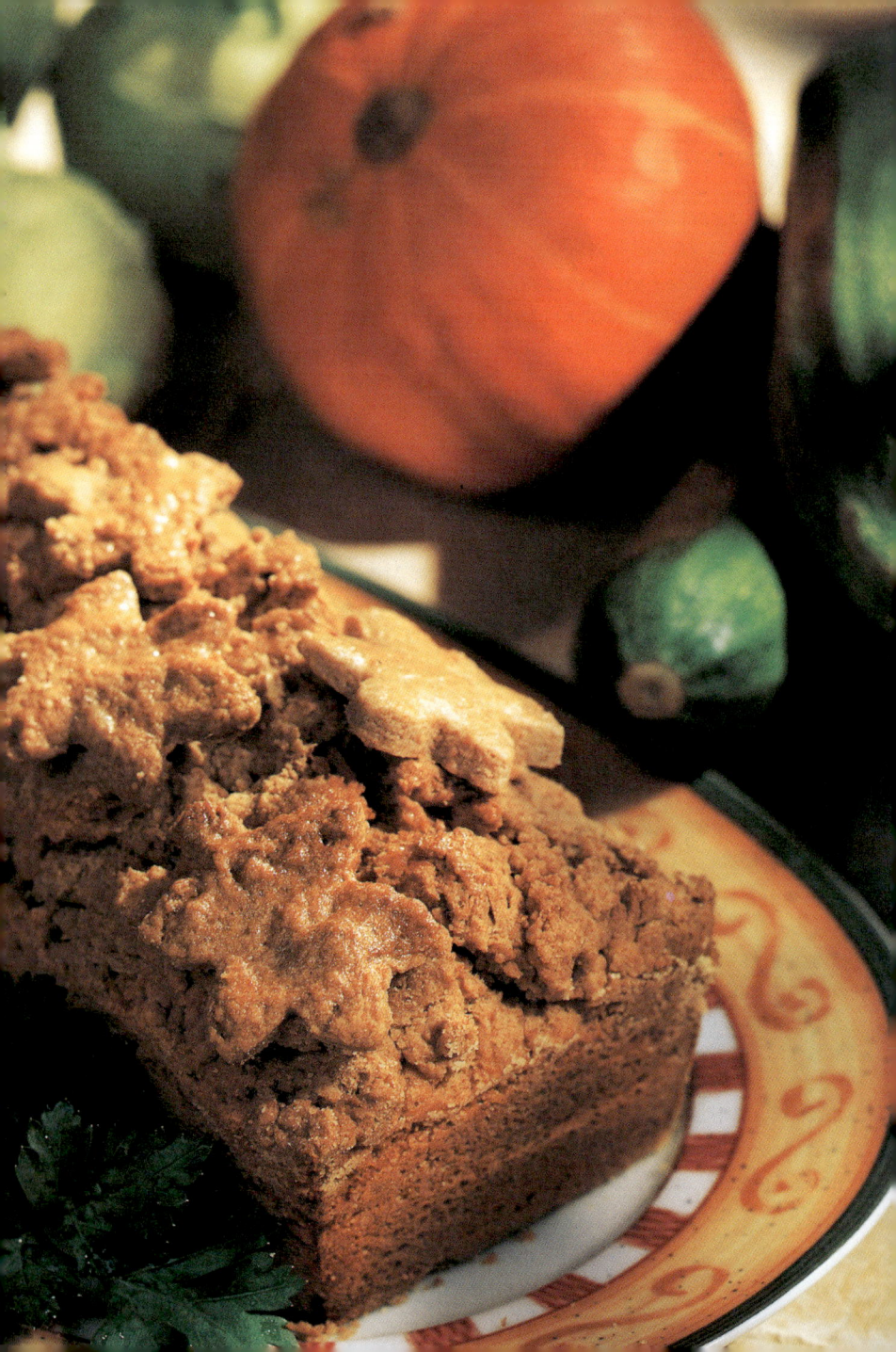

Aus dem Backofen

Aufläufe sind von jeher ein beliebtes Gericht: nicht nur weil sie köstlich schmecken, sondern weil sie in der Herstellung recht einfach und schnell zubereitet sind. Sie erfreuen kleine Gäste ebenso wie große und werden aus den verschiedensten Zutaten zusammengestellt. Häufig können sie bereits am Vortag zubereitet und müssen vor dem Essen nur noch in den Backofen geschoben werden. Falls sich der Besuch verspätet, können die meisten Aufläufe auch einige Minuten länger im Backofen bleiben. Eine raffinierte Variante sind feine Pasteten, die kalt oder warm gegessen werden können. Die Joghurtsauce mit Gurke (unten) eignet sich als Beilage zu allen Aufläufen auf den folgenden Seiten.

Joghurtsauce mit Gurke

Zutaten für 4 Personen
200 g Joghurt · 150 g Quark · 150 g saure Sahne · 1/2 Salatgurke · 1 Knoblauchzehe · 1 Zwiebel · 1/2 Bund Schnittlauch 1/2 Bund Petersilie · Salz, weißer Pfeffer

1 Joghurt, Quark und saure Sahne vermischen. Salatgurke waschen, der Länge nach halbieren und klein raspeln.

2 Knoblauchzehe und Zwiebel enthäuten und mit dem Mixer sehr fein pürieren.

3 Schnittlauch und Petersilie waschen und trockenschwenken, Schnittlauch in kleine Röllchen schneiden und Petersilie sehr fein hacken.

4 Alle Zutaten vermischen und mit Salz und Pfeffer würzen.

Pro Portion
717/171 kJ/kcal
7 g Eiweiß
13 g Fett
7 g Kohlenhydrate
1 g Ballaststoffe
40 mg Cholesterin

Gemüsepastete schmeckt zu jeder Jahreszeit.

Kräuterschnitten mit Tomatensalat

Pro Portion
2209/527 kJ/kcal
16 g Eiweiß
37 g Fett
32 g Kohlen-
hydrate
3 g Ballaststoffe
262 mg Chole-
sterin

Zutaten für 4 Personen

Schnitten: 1 Bund Kräuter für grüne Sauce • 60 g Hirse
50 g Butter • 4 Eier • 100 g Dinkelmehl • 2 EL geriebener
Parmesankäse • Salz, weißer Pfeffer • Fett für die Form
Salat: 4 Fleischtomaten • 1 Bund Rucola • 2 EL Balsamico-
essig • 5 EL Olivenöl

1 Die Kräuter waschen, trocknen und ganz fein zerkleinern. Die Hirse fein mahlen. Butter zerlassen und wieder lauwarm abkühlen lassen.

2 Eier trennen. Eiweiß sehr steif schlagen. Abwechselnd die Eigelbe und esslöffelweise die Butter darunter rühren. Die Kräuter auf die Eiermasse geben. Hirse mit Mehl, Käse und Pfeffer vermischen und über die Kräuter streuen. Alles mit einem Schneebesen mischen.

3 Ein Backblech mit gefettetem Pergamentpapier auslegen. Den Teig darauf glatt streichen. In den kalten Backofen (mittlere Schiene) stellen und die Teigplatte bei 180 °C (Umluft 160 °C, Gas Stufe 2–3) etwa 25 Minuten backen.

4 Die Tomaten waschen und würfeln. Den Rucola waschen, trocknen und in feine Streifen schneiden. Beide Zutaten mit Balsamicoessig, Öl, Salz und Pfeffer mischen.

5 Die Schnitten aus dem Ofen nehmen und einige Minuten ruhen lassen. In Stücke schneiden und heiß zum Salat servieren. Dazu: Joghurtsauce mit geraspelten Gurken.

TIPP Sie können auch tiefgefrorene Kräuter verwenden: Im Sommer ganze Kräuterbunde einfrieren und bei Bedarf in gefrorenem Zustand zerbröseln.

Nudeln aus dem Ofen

Zutaten für 4 Personen
100 g Taleggio • 4 Tomaten • 1 Zwiebel • 1 Knoblauchzehe
2 EL Olivenöl • 1 EL Hildegard-Gewürzmischung
2 EL Tomatenmark • 1/8 l Gemüsebrühe • Salz, Pfeffer aus
der Mühle • 250 g grüne Tagliatelle • Fett für die Form
125 g Sahne

Pro Portion
2038/487 kJ/kcal
15 g Eiweiß
26 g Fett
49 g Kohlen-
hydrate
3 g Ballaststoffe
111 mg Chole-
sterin

1 Käse in kleine Würfel schneiden. Tomaten abziehen und in Scheiben schneiden. Zwiebel und Knoblauch fein zerkleinern und im Olivenöl anbraten. Gewürzmischung, Tomatenmark und Brühe zugeben, aufkochen, Sauce salzen und pfeffern.
2 Den Backofen auf 200 °C (Umluft 180 °C, Gas Stufe 3–4) vorheizen. Die Nudeln in Salzwasser bissfest garen, abgießen und abtropfen lassen.
3 Die Nudeln mit der Sauce und den Käsewürfeln mischen und in eine gefettete Gratinform füllen. Mit Tomatenscheiben belegen, mit der Sahne übergießen. Etwa 20 Minuten backen.

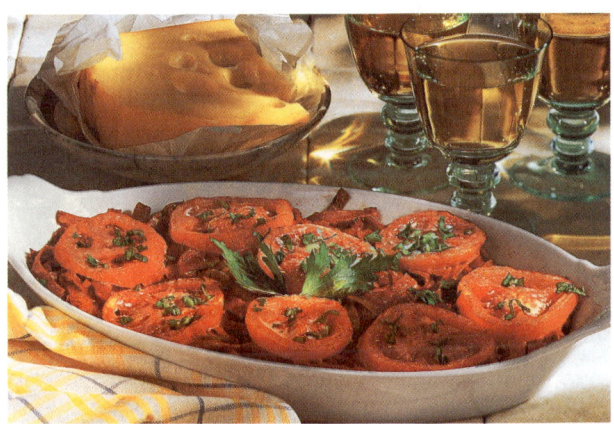

Noch besser schmeckt dieser Gratin, wenn Sie ihn mit selbst gemachten Dinkelnudeln zubereiten.

Gemüsepastete

Pro Portion
1984/474 kJ/kcal
11 g Eiweiß
26 g Fett
48 g Kohlen-
hydrate
5 g Ballaststoffe
124 mg Chole-
sterin

Zutaten für 8 Personen
Teig: 450 g Dinkelmehl · 1 TL Salz · 200 g Butter für
die Form
Füllung: 300 g Kürbis · 300 g Zucchini · 250 g Kohlrabi
1 kleine grüne Pfefferschote · 1/2 unbehandelte Zitrone
2 Scheiben Dinkeltoastbrot · 1 Schalotte · 3 Knoblauchzehen
2 Eier · 250 g Joghurt · 1 TL gemahlener Kreuzkümmel
(Kumin) · Salz · 1/2 TL getrockneter Majoran · 1 EL Milch

1 Dinkelmehl, Salz, weiche Butter und 2 Esslöffel Wasser in eine Schüssel geben und mit den Knethaken des Handrührgeräts vermischen.

2 Die Masse auf die mit Mehl bestäubte Arbeitsfläche geben und mit den Händen rasch zusammenkneten. Dabei tropfenweise weitere 2 bis 3 Esslöffel Wasser hinzufügen, bis ein geschmeidiger Teig entstanden ist, der nicht an den Fingern klebt.

3 Eine Kastenform von 26 Zentimeter Länge einfetten. Teig etwa 4 Millimeter dick ausrollen. Mit der Form die Maße markieren, den Teig jeweils etwas größer ausschneiden und die Form damit auslegen. Aus Teigresten den Pastetendeckel schneiden.

4 Kürbis, Zucchini und Kohlrabi putzen, schälen und in kleine Würfel schneiden. Pfefferschote putzen und von den Kernen befreien. Zitronenschale abschneiden, Saft auspressen.

5 Alle diese Zutaten mit dem gewürfelten Brot, Schalotte und Knoblauch portionsweise im Blitzhacker pürieren.

6 Die Eier trennen. Eigelb, Joghurt, Kreuzkümmel, Salz und Majoran unter das Püree mischen. Eiweiß steif schlagen und unterziehen. Die Füllung in der Teighülle glatt streichen, den Deckel darauf legen und rundherum andrücken. Pastetendeckel mit Milch bestreichen.

7 Aus dem übrig gebliebenen Teig beliebige Formen ausstechen, auf den Deckel legen und vorsichtig andrücken. Die Gemüsepastete in den kalten Backofen (mittlere Schiene) stellen und bei 200 °C (Umluft 180 °C, Gas Stufe 3–4) 20 Minuten backen.

8 Die Temperatur auf 180 °C (Umluft 160 °C, Gas Stufe 2–3) zurückschalten und die Pastete noch 1 Stunde fertig backen, bis der Deckel schön gebräunt ist.

Kürbisgratin

Zutaten für 4 Personen

1 kg Kürbisfleisch • 200 g Zwiebeln • 1 Knoblauchzehe 1/4 l kalte Gemüsebrühe • 200 g Sahne • 1 TL gemahlener Koriander • 1 TL Ingwerpulver • Salz • 1 Prise Cayennepfeffer 100 g Grünkern-Sesam-Kräcker • 100 g Pizzakäse

1 Kürbis schälen und grob raspeln. Zwiebeln und Knoblauch abziehen, zerkleinern und mit dem Kürbis vermischen. In eine halbhohe Auflaufform füllen.

2 Die Brühe mit der Sahne, Koriander, Ingwer, Salz und Cayennepfeffer verquirlen und über den Kürbis gießen.

3 Kräcker in einen Gefrierbeutel geben und mit der Nudelrolle fein zerkleinern. Mit dem gewürfelten Käse mischen und über den Kürbis streuen.

4 Gratin in den kalten Backofen (mittlere Schiene) stellen und bei 220 °C (Umluft 200 °C, Gas Stufe 4–5) etwa 45 Minuten backen.

Pro Portion
1784/426 kJ/kcal
13 g Eiweiß
30 g Fett
25 g Kohlenhydrate
7 g Ballaststoffe
82 mg Cholesterin

Rohrnudeln mit Käse

Pro Stück
2394/571 kJ/kcal
16 g Eiweiß
24 g Fett
72 g Kohlen-
hydrate
8 g Ballaststoffe
22 mg Chole-
sterin

Zutaten für 6 Stück

80 g Grünkernkörner · 500 g Dinkelvollkornmehl · 40 g Hefe 1 TL Apfelkraut · Salz · 4 EL Erdnussöl · 80 g gesalzene Erdnusskerne · 50 g harter türkischer Schafskäse oder mittelalter Gouda · Mehl für die Arbeitsfläche · Fett für die Form 100 ml Milch · 30 g Butter oder Pflanzenmargarine

1 Grünkern über Nacht in Wasser einweichen. Mehl in eine Schüssel geben. In die Mitte eine Mulde drücken, Hefe zerbröckeln und in die Mulde geben. Mit 6 Esslöffeln warmem Wasser, Apfelkraut und etwas Mehl vom Rand verrühren, bis sie sich aufgelöst hat. Vorteig zugedeckt bei Zimmertemperatur 15 Minuten ruhen lassen, bis er sichtbar aufgegangen ist.

2 Vorteig mit dem gesamten Mehl verrühren. Etwa 200 Milliliter warmes Wasser, Salz und Öl zugeben. 5 Minuten rühren, bis sich der Teig vom Schüsselrand löst. Zugedeckt etwa 1 Stunde ruhen lassen, bis sich sein Volumen verdoppelt hat.

3 Nüsse grob hacken, Käse in sechs Stücke schneiden. Teig auf Mehl noch einmal kräftig durchkneten und dabei den abgetropften Grünkern und die Nüsse unterkneten. Zu einer Rolle formen und in 6 Stücke schneiden. Jedes Stück auf der Handfläche flach drücken, ein Käsestück darauf legen und mit dem Teig umhüllen.

4 Die Rohrnudeln dicht an dicht in eine gefettete ofenfeste Form setzen, mit der Milch umgießen und in den kalten Backofen (untere Schiene) schieben. Bei 200 °C (Umluft 180 °C, Gas Stufe 3–4) etwa 40 Minuten backen. Nach etwa 20 Minuten mit dem Fett bestreichen.

Pilze mit Grünkernkruste

Zutaten für 3 Personen

*100 g Grünkernschrot • 250 ml Gemüsebrühe (Instant)
750 g Austernpilze • 3 EL Öl • 100 g weicher griechischer
Schafskäse • 1 kleine, unbehandelte Zitrone • 1 gehackte
Zwiebel • 1 gehackte Knoblauchzehe • 1 TL getrockneter
Oregano • Salz, Pfeffer aus der Mühle • 100 g Sahne*

Pro Portion
1985/474 kJ/kcal
16 g Eiweiß
35 g Fett
24 g Kohlen-
hydrate
18 g Ballast-
stoffe
51 mg Chole-
sterin

1 Schrot in Brühe aufkochen, zugedeckt bei geringer Hitze 10 Minuten kochen und ausquellen lassen.

2 Die Pilze in Streifen schneiden und im Öl anbraten. In eine ofenfeste Form geben.

3 Den Käse zerbröckeln. Zitrone waschen und abtrocknen. 1/2 Zitronenschale dünn abschneiden, zerkleinern. Diese Zutaten mit Zwiebel, Knoblauch, ausgepresstem Zitronensaft, Oregano, Salz und Pfeffer unter den Grünkern mischen. Auf den Pilzen verteilen. Sahne würzen und um die Pilze gießen.

4 Die Pilze in den Backofen (mittlere Schiene) schieben und bei 200 °C (Umluft 180 °C, Gas Stufe 3–4) 40 Minuten backen.

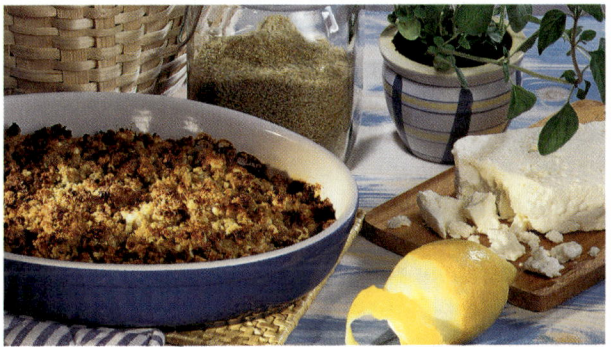

Grünkern – das unreif geerntete und gedarrte Korn des Dinkels – bildet die aromatische Überraschung dieses Pilzgerichts.

Quark-Käse-Auflauf mit Grünkern

Pro Portion
1766/422 kJ/kcal
28 g Eiweiß
28 g Fett
15 g Kohlen-
hydrate
2 g Ballaststoffe
346 mg Chole-
sterin

Zutaten für 3 Personen

*1 kleine Zwiebel · 50 g Grünkernschrot · 1 TL Öl · 1 TL Gemüse-
brüheextrakt · 100 g Spinat · 4 Eier · 200 g Magerquark
Salz, Cayennepfeffer · 1/2 TL gemahlener Kümmel
100 g Sahne · 50 g geriebener Parmesan · Butter oder
Pflanzenmargarine für die Form*

1 Die Zwiebel fein zerkleinern. Mit dem Grünkernschrot im heißen Öl anbraten. 1/4 Liter Wasser und den Brüheextrakt zugeben, Schrot aufkochen und zugedeckt bei niedriger Hitze 10 Minuten garen. Den Topf von der Kochstelle nehmen und den Grünkernbrei lauwarm abkühlen lassen.
2 Den Spinat waschen, trocknen und ganz fein hacken. Dann die Eier trennen. Zuerst nacheinander die Eigelbe, dann esslöffelweise den Quark und zum Schluss den Spinat unter den Grünkernbrei rühren. Mit Salz,

Cayennepfeffer und Kümmel würzen.
3 Eiweiß und Sahne getrennt steif schlagen, auf den Teig geben und etwa die Hälfte des Parmesans darüber streuen. Alles mit einem Kochlöffel gut vermischen.
4 Eine hohe Auflaufform von etwa 1 1/2 Liter Inhalt gut einfetten und mit dem restlichen Käse ausstreuen. Die Masse darin glatt streichen. Den Auflauf in den kalten Backofen (untere Schiene) stellen und bei 180 °C (Umluft 160 °C, Gas Stufe 2–3) etwa 50 Minuten backen, bis er leicht gebräunt ist.

TIPP Schrot häufig umrühren, damit er nicht anliegt. Nach dem Garen den geschlossenen Topf in kaltes Wasser tauchen; so löst sich der Schrot gut vom Topfboden.

Überbackenes Gemüse

Zutaten für 4 Personen

100 g Dinkelmehl • Salz • 250 g Buttermilch • 4 Eier Butterschmalz, Kokosfett oder Öl zum Backen • 750 g Sommergemüse mit Kartoffelwürfeln (tiefgekühlt) • 1 EL Butter 1 Bund Petersilie • 250 g saure Sahne • 5 EL Milch • weißer Pfeffer • geriebene Muskatnuss • 50 g Bergkäse

Pro Portion
2164/517 kJ/kcal
20 g Eiweiß
30 g Fett
41 g Kohlen-
hydrate
8 g Ballaststoffe
191 mg Chole-
sterin

1 Das Mehl mit Salz und Buttermilch verrühren. 2 Eier nacheinander kräftig untermischen. Aus dem Teig dünne Eierkuchen backen und lauwarm abkühlen lassen.

2 Das Gemüse gefroren in eine ofenfeste Form mit halbhohem Rand geben. Die Eierkuchen in 2 Finger breite Stücke schneiden und über dem Gemüse verteilen.

3 Butter zerlassen, aber nicht bräunen. Petersilie fein hacken. Die restlichen Eier trennen. Ei-gelbe mit saurer Sahne, flüssiger Butter, Petersilie und Milch verrühren. Mit Salz, Pfeffer und Muskatnuss kräftig würzen. Eiweiß steif schlagen, unter die Eigelbmischung ziehen und alles auf den Zutaten in der Form glatt streichen. Den Käse reiben und darüber streuen.

4 Das Gemüse in den kalten Backofen (mittlere Schiene) schieben und bei 200 °C (Umluft 180 °C, Gas Stufe 3–4) in etwa 30 Minuten goldbraun backen.

TIPP Sie können natürlich auch marktfrisches Gemüse verwenden: Gemüse putzen, grob zerkleinern und kurz in kochendem Wasser blanchieren, anschließend mit kaltem Wasser abschrecken. Geeignet sind Sellerie, Kartoffeln, Karotten, Lauch, Petersilienwurzel, Erbsen, Zucchini oder junge Bohnen.

Wirsingstrudel

Pro Portion
2966/708 kJ/kcal
15 g Eiweiß
46 g Fett
59 g Kohlen-
hydrate
8 g Ballaststoffe
37 mg Chole-
sterin

Zutaten für 5 Personen

Teig: 300 g Dinkelmehl • Salz • 8 EL Sonnenblumen- oder Distelöl

Füllung: 300 g Rahmwirsing (tiefgekühlt) • 500 g mehlig kochende Kartoffeln • 50 g Greyerzer Käse • 75 g Nusskerne 1 Zwiebel • 1 Knoblauchzehe • 100 g saure Sahne • 3 EL gehackte Petersilie • 1 TL gemahlener Koriander • Salz • frisch geriebene Muskatnuss • schwarzer Pfeffer aus der Mühle Cayennepfeffer • 2 EL Sonnenblumenöl • flüssige Butter

1 Für den Teig Mehl mit 1 kräftigen Prise Salz, Öl und 150 Milliliter lauwarmem Wasser vermischen. Auf der Arbeitsfläche kräftig durchkneten, bis ein elastischer, glatter Teig entstanden ist.

2 Zu einem Kloß formen, in Pergamentpapier wickeln und unter einer angewärmten Schüssel ruhen lassen, bis die Füllung zubereitet ist.

3 Den Wirsing auftauen lassen. Die Kartoffeln schälen, waschen, würfeln und in wenig Wasser weich kochen. Abgießen, mit einer Gabel zerdrücken und mit dem Wirsing mischen.

4 Den Käse reiben, die Nüsse hacken. Zwiebel und Knoblauch zerkleinern. Alles unter die Kartoffelmischung geben. Saure Sahne, Petersilie, Koriander, 1 kräftige Prise Salz, Muskat, Pfeffer und Cayennepfeffer zugeben und mischen.

5 Eine mittelhohe Auflaufform fetten. Den Teigkloß in 5 Stücke schneiden. Jedes Stück auf wenig Mehl so dünn wie möglich ausrollen und nur rundherum an den dickeren Rändern mit den Fingerspitzen vorsichtig ausziehen.

6 Teigstücke mit Öl bestreichen und mit der

Tipp
Während des Backens die Strudel 2- bis 3-mal mit der restlichen Butter und der Flüssigkeit bestreichen, die sich am Boden der Form sammelt. So werden sie braun und knusprig.

Kartoffelmischung belegen. Rundherum etwa 2 Zentimeter frei lassen. Die beiden Schmalseiten, dann die Längsseiten des Teigstücks über der Füllung falten. Anschließend die Päckchen dachziegelförmig in die Form legen, und mit flüssiger Butter bepinseln.

7 Strudel im Backofen (mittlere Schiene) bei 200 °C (Umluft 180 °C, Gas Stufe 3–4) etwa 40 Minuten backen.

Bohnenauflauf

Zutaten für 4 Personen
300 g dicke Bohnen (tiefgekühlt) • 1 kleine Zwiebel 1 Bund Schnittlauch • 100 g Dinkelmehl • 2 Eier • 200 g körniger Frischkäse • Salz, weißer Pfeffer • 100 g frisch geriebener Emmentaler Käse
Für die Form: 1 EL Butter • 2 EL geriebener Käse

Pro Portion
2657/634 kJ/kcal
42 g Eiweiß
33 g Fett
41 g Kohlenhydrate
24 g Ballaststoffe
199 mg Cholesterin

1 Die Bohnen auftauen lassen. Die Zwiebel fein zerkleinern, den Schnittlauch waschen und in Röllchen schneiden.

2 Das Mehl mit 1/4 Liter Wasser glatt rühren. Die Eier trennen. Zuerst die Eigelbe, dann esslöffelweise Frischkäse und die dicken Bohnen vorsichtig unter die Mischung rühren. Mit Salz und frisch gemahlenem Pfeffer abschmecken.

3 Eiweiß steif schlagen und auf die Auflaufmasse geben. Käse darüber streuen und alles mischen.

4 Eine hohe Auflaufform fetten, mit Käse ausstreuen. Den Auflauf einfüllen, in den kalten Backofen (mittlere Schiene) stellen und bei 180 °C (Umluft 160 °C, Gas Stufe 2–3) etwa 60 Minuten backen. Dazu passt Kräutersalat mit Radieschen oder Sellerie mit Äpfeln.

Spätzlegratin mit Gemüse

Pro Portion
2715/648 kJ/kcal
32 g Eiweiß
35 g Fett
50 g Kohlen-
hydrate
6 g Ballaststoffe
188 mg Chole-
sterin

Zutaten für 4 Personen

1 Packung tiefgefrorener Blattspinat • 2 kleine Kartoffeln (fest kochende Sorte) • 250 g Dinkelspätzle • 1 EL Öl • 1 Zwiebel • Salz, Pfeffer aus der Mühle • geriebene Muskatnuss 1 Ei • 1/8 l Milch • 100 g Sahne • 250 g Bergkäse in dünnen Scheiben

1 Spinat auftauen lassen. Kartoffeln schälen und würfeln. Mit den Spätzle in Salzwasser 5 Minuten kochen lassen. Backofen auf 180 °C (Umluft 160 °C, Gas Stufe 2–3) vorheizen.
2 Die Kartoffelmischung abgießen, mit Öl mischen und abkühlen lassen.

3 Die Zwiebel abziehen und fein hacken, den Spinat ausdrücken und zerkleinern. Beide Zutaten mit den Kartoffeln und Spätzle vermischen und in eine flache Gratinform geben. Mit Salz, Pfeffer aus der Mühle und Muskat würzen.

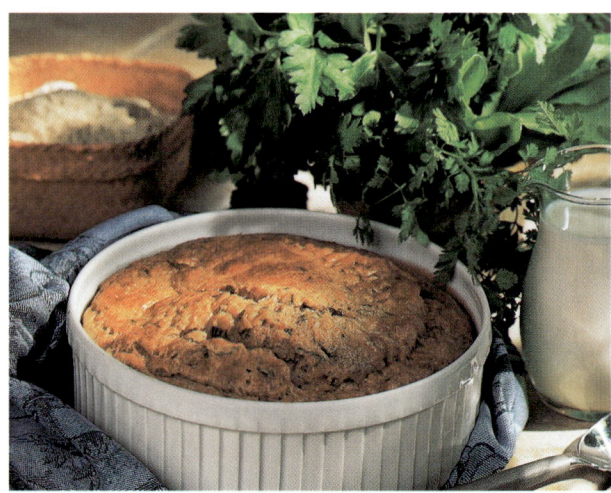

Zu dem Spätzlegratin servieren Sie am besten einen frischen, grünen oder gemischten Salat.

4 Ei, Milch und Sahne verquirlen. Den Käse würfeln und alles auf dem Gratin verteilen.

5 Gratin in den heißen Ofen (untere Schiene) schieben und bei etwa 20 Minuten backen.

Käsesoufflé mit Kräutern

Zutaten für 4 Personen

1/4 l Milch • 50 g Butter oder Pflanzenmargarine • Salz, Cayennepfeffer • geriebene Muskatnuss • 150 g Dinkelvollkornmehl • 4 Eier • 75 g Greyerzer • 1/2 Bund gemischte frische Kräuter • 1/2 TL Backpulver • Fett für die Form

Pro Portion
1829/437 kJ/kcal
19 g Eiweiß
28 g Fett
27 g Kohlenhydrate
3 g Ballaststoffe
283 mg Cholesterin

1 Die Milch mit Fett, Salz, Cayennepfeffer und Muskatnuss aufkochen, bis das Fett geschmolzen ist. Das Mehl auf einmal hineinschütten und rühren, bis sich der Teig zu einem Kloß ballt und sich am Boden des Topfs eine weiße Schicht bildet. Den Teig in eine Rührschüssel geben, 1 Ei mit den Knethaken des Handrührgeräts untermischen. Teig abkühlen lassen.

2 Inzwischen den Käse fein reiben. Kräuter waschen, gut trocknen und ganz fein zerkleinern. Nacheinander 1/3 der Käsemenge, die restlichen Eier und mit dem letzten Ei das Backpulver und die Kräuter unter den Teig mischen.

3 Eine hohe ofenfeste Form fetten und mit 2/3 des Käses ausstreuen. Teig einfüllen und mit dem restlichen Käse bestreuen. Das Soufflé in den kalten Backofen (untere Schiene) schieben und bei 180 °C (Umluft 160 °C, Gas Stufe 2–3) etwa 45 Minuten backen, bis es hoch aufgegangen, an der Oberfläche eingerissen und gleichmäßig braun ist.

Gefüllte Zwiebeln mit Dinkelbulgur

Pro Portion
1612/385 kJ/kcal
13 g Eiweiß
21 g Fett
34 g Kohlen-
hydrate
9 g Ballaststoffe
40 mg Chole-
sterin

Zutaten für 6 Personen
6 große Zwiebeln
Füllung: 100 g Dinkelbulgur · Salz · 2 Knoblauchzehen
2 kleine Zucchini · 3 EL Olivenöl · 500 g passierte Tomaten
(Dose oder Packung) · 1 EL Kräuter der Provence (tiefgekühlt)
50 g Butter
Sauce: 1 Möhre · 1 EL Olivenöl · 1 Prise Zucker · 1 EL Mehl
Salz · 100 g Gratinkäse

1 Die Zwiebeln abziehen und vom Wurzelansatz so viel abschneiden, dass sie aufrecht stehen. Den Stielansatz als Deckel abschneiden. Das Zwiebelinnere auslösen, dass nur 2 dicke Außenhäute übrig bleiben, und fein hacken.

2 Bulgur mit 200 Milliliter Wasser und Salz aufkochen und zugedeckt 20 Minuten garen. Auf ein Sieb abgießen.

3 Den Knoblauch abziehen und zerkleinern. Die Zucchini waschen und würfeln. Das Öl erhitzen. Die Hälfte der gehackten Zwiebeln und den Knoblauch zugeben und etwa 3 Minuten dünsten. Etwa 2/3 der passierten Tomaten zugeben und dickflüssig einkochen lassen. Alles in eine Schüssel geben, mit Bulgur und Kräutern mischen und kräftig mit Salz würzen.

4 Reichlich Salzwasser zum Kochen bringen und die ausgehöhlten Zwiebeln darin knapp 3 Minuten blanchieren. Herausnehmen und mit der Öffnung nach unten auf ein Küchentuch zum Austropfen legen. Aufrecht nebeneinander in eine ofenfeste Form setzen, mit der Bulgurmischung füllen und mit Butterflöckchen belegen. Zwiebeln in den kalten Backofen (untere Schiene) schieben und bei

180 °C (Umluft 160 °C, Gas Stufe 2–3) etwa 30 Minuten backen.

5 Die Möhre schälen und würfeln. Das Öl erhitzen, den Rest des Zwiebel-inneren und die Möhren-würfel darin andünsten. Zucker und Mehl darüber streuen und anbraten.

6 Die restlichen Tomaten zugeben. Die Sauce auf-kochen und zugedeckt bei schwacher Hitze 15 Minu-ten garen. Die Sauce über die Zwiebeln gießen, den Käse darüber streuen. Die Zwiebeln weitere 15 Mi-nuten backen, bis sie eine goldbraune Kruste haben.

Auberginenauflauf mit Nudeln

Zutaten für 4 Personen
1 kg Auberginen • 3 EL Mehl • 1/4 l Öl • 1 kg Tomaten
500 g Greyerzer Käse • 250 g Dinkelspätzle • Salz, Pfeffer
aus der Mühle • 1 EL Hildegard-Kräutermischung
200 g Crème fraîche

Pro Portion
6571/1570 kJ/kcal
51 g Eiweiß
126 g Fett
61 g Kohlen-hydrate
12 g Ballaststoffe
255 mg Chole-sterin

1 Auberginen waschen, würfeln und in einer großen Schüssel mit Mehl mischen. Portionsweise im heißen Öl bei mittlerer Hitze goldbraun braten. Herausnehmen und ab-tropfen lassen.

2 Tomaten abziehen und würfeln. Den Käse reiben. Die Spätzle in reichlich Salzwasser 5 Minuten kochen. Abgießen und abtropfen lassen.

3 Auberginen, Tomaten, Spätzle, 2/3 der Käsemen-ge, Salz, reichlich Pfeffer, die Kräutermischung und die Crème fraîche in der Schüssel mischen.

4 Alles in eine Auflauf-form geben, mit restli-chem Käse bestreuen. Im Backofen (untere Schie-ne) bei 200 °C (Umluft 180 °C, Gas Stufe 3–4) 30 Minuten backen, bis der Auflauf gebräunt ist.

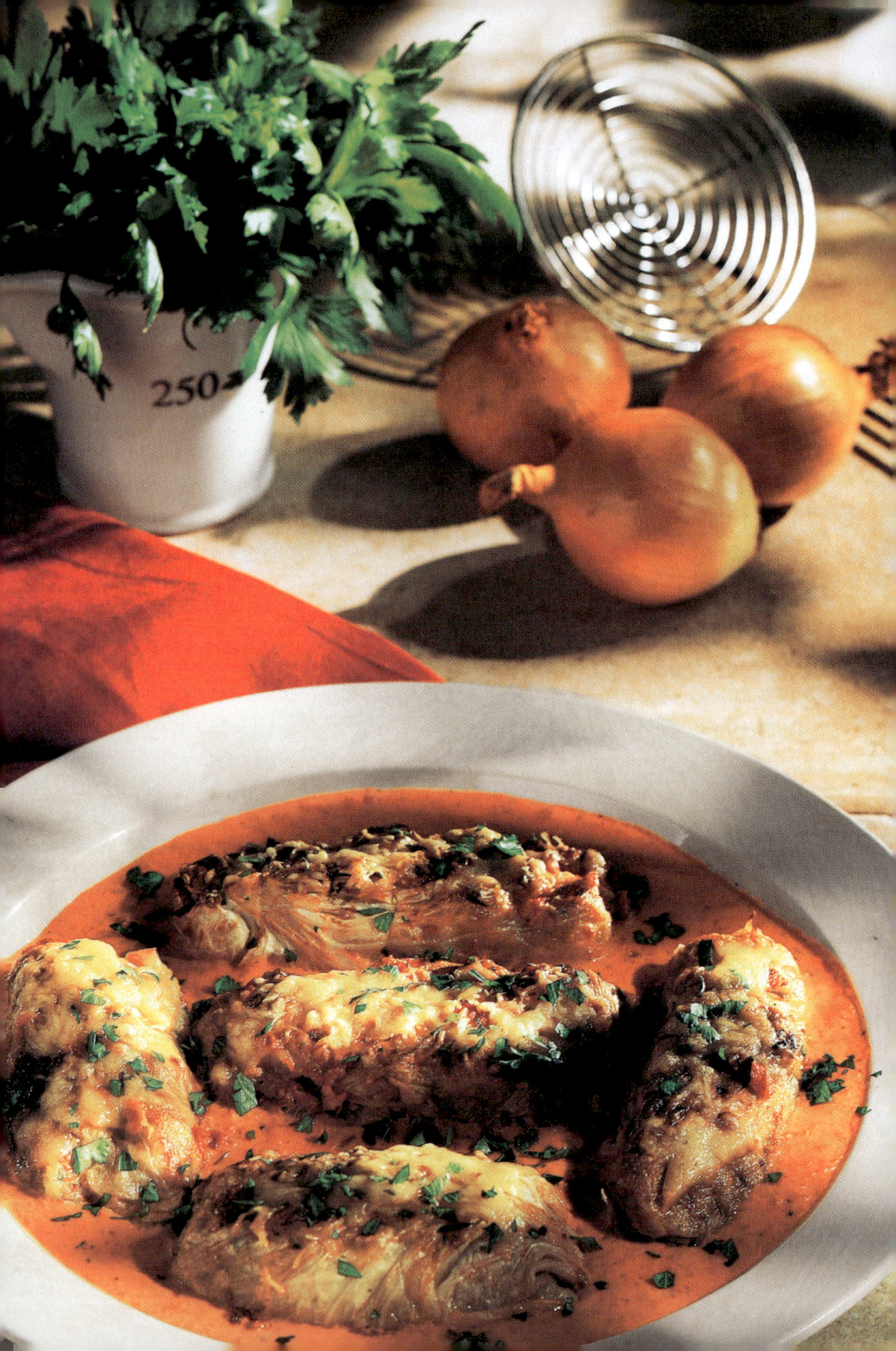

Hauptgerichte

In unserer Küche sollte das Hauptgericht aus einer ausgewogenen Mischung von Kohlenhydraten, Eiweiß und Fett bestehen.

Dinkelrisotto mit Roten Beten

Zutaten für 4 Personen

*200 g Dinkelkörner • 400 ml kräftige Gemüsebrühe
8 kleine Rote Beten • 250 g Joghurt • Salz, Cayennepfeffer
2 dünne Stangen Lauch • 1 Knoblauchzehe • 1 EL Crème
fraîche • weißer Pfeffer • 2 EL gehackte Petersilie*

Pro Portion
1571/375 kJ/kcal
14 g Eiweiß
7 g Fett
**62 g Kohlen-
hydrate**
13 g Ballaststoffe
**12 mg Chole-
sterin**

1 Den Dinkel mit der Brühe aufkochen und zugedeckt bei schwacher Hitze 1 Stunde garen. Auf der abgeschalteten Kochstelle 1 weitere Stunde quellen lassen.

2 Roten Beten waschen, auf ein Backblech legen und in den kalten Backofen (mittlere Schiene) stellen. Bei 180 °C (Umluft 160 °C, Gas Stufe 2–3) etwa 1 Stunde backen, bis sie weich sind.

3 Joghurt mit Salz und Cayennepfeffer verrühren und kalt stellen.

4 Lauch waschen, putzen und mitsamt den saftigen grünen Blättern in feine Ringe schneiden. Den Knoblauch abziehen und hacken.

5 Lauch, Knoblauch und Crème fraîche unter den gegarten Dinkel mischen, einmal aufkochen und mit Salz und Pfeffer abschmecken.

6 Die Roten Beten vierteln und mit dem Dinkel anrichten. Die Petersilie über den Dinkel streuen und den Joghurt dazu servieren.

Die Kohlrouladen mit Grünkernschrot sind ein kräftiges, deftiges Essen, das wärmt und lange vorhält.

Dinkelpuffer

Pro Portion
636/152 kJ/kcal
8 g Eiweiß
8 g Fett
12 g Kohlen-
hydrate
2 g Ballaststoffe
109 mg Chole-
sterin

Zutaten für 4 Personen

500 g Zucchini · 1 kleine Zwiebel · 25 g Roquefort oder Gorgonzola · 50 g Dinkelmehl · 2 Eier · Salz, weißer Pfeffer Öl zum Braten

1 Die Zucchini waschen, putzen und grob raspeln. Die Zwiebel hacken und den Käse mit einer Gabel fein zerdrücken. Alles mit Mehl und Eiern verrühren und mit etwas Salz und 1 kräftigen Prise Pfeffer würzen.
2 Die Puffer portionsweise in heißem Öl pro Seite etwa 5 Minuten backen. Dazu passt grüner Salat.

Dinkel-Hirse-Frikadellen

Pro Portion
3478/830 kJ/kcal
34 g Eiweiß
45 g Fett
71 g Kohlen-
hydrate
16 g Ballast-
stoffe
214 mg Chole-
sterin

Zutaten für 4 Personen

150 g Hirse · 1 kg Grünkohl · 2 Möhren · 1 kleine Zwiebel 1 Bund Petersilie · 100 g Emmentaler · 150 g Dinkelmehl 3 Eier · Salz, weißer Pfeffer · 4 EL Erdnuss- oder Olivenöl 1 Messerspitze Gemüsebrüheextrakt · 100 g Sahne 50 g Korinthen · 75 g gehackte Nusskerne · 1 EL Zitronensaft · 1 Bund Schnittlauch

1 Die Hirse mit 450 Milliliter Wasser aufkochen und zugedeckt bei schwacher Hitze 5 Minuten garen. Den Topf von der Kochstelle nehmen. Hirse zugedeckt 15 Minuten quellen und dann im geöffneten Topf abkühlen lassen.
2 Inzwischen die Grünkohlblätter von den Stielen streifen, waschen und hacken. Möhren schälen und in dünne Stifte schneiden. Alles zuge-

deckt in einer Schüssel beiseite stellen.

3 Für den Frikadellenteig Zwiebel und Petersilie hacken. Den Käse reiben. Alles mit Hirse, Mehl und Eiern mischen, mit Salz und Pfeffer würzen. Aus dem Teig mit angefeuchteten Händen 12 flache Frikadellen formen.

4 In einer großen Pfanne 1 1/2 Esslöffel Öl erhitzen. Die Hälfte der Frikadellen darin bei schwacher bis mittlerer Hitze in etwa 10 Minuten braten, herausnehmen und im Backofen bei etwa 50 °C zugedeckt warm halten. Die restlichen Frikadellen ebenso braten.

5 Grünkohl und Möhren im restlichen Öl bei mittlerer bis starker Hitze unter ständigem Wenden anbraten. 5 Esslöffel Wasser und die Gemüsebrühe darunter mischen. Gemüse einmal aufkochen und zugedeckt bei schwacher Hitze in etwa 7 Minuten gerade eben bissfest garen, dabei nach der Hälfte der Garzeit die Sahne darunter mischen.

6 Korinthen, Nüsse, Zitronensaft und den fein zerkleinerten Schnittlauch unter das Gemüse mischen. Mit Salz und Pfeffer abschmecken und zu den Frikadellen servieren.

Schon mit 50 Gramm Hirse können wir unseren Tagesbedarf an Eisen decken, und 100 Gramm Hirse genügen, um uns ausreichend mit Fluor zu versorgen.

INFO Hirse ist eigentlich ein Sammelbegriff für verschiedene Grasarten. Im Mittelalter kannte man noch die Rispen- und Kolbenhirse. Heute gibt es eigentlich nur noch die Finger- und Rohrkolbenhirse, die Grundnahrungsmittel in Afrika und Asien ist.

Wie der Hafer und die Gerste ist auch das Hirsekorn von Spelzen umgeben, die mechanisch abgerieben werden müssen. Aber auch die geschälte Hirse ist dem Weizen insoweit überlegen, dass ihre Wirkstoffe nicht nur in der äußeren Hülle, sondern im ganzen Korn vorhanden sind.

Kohlrouladen mit Grünkernschrot

Pro Portion
1375/328 kJ/kcal
10 g **Eiweiß**
18 g **Fett**
32 g **Kohlen-**
hydrate
8 g **Ballaststoffe**
36 mg **Chole-**
sterin

Zutaten für 6 Personen

200 g Grünkernschrot · 2 TL Gemüsebrüheextrakt
600 g Tomaten · 1 Zwiebel · 1 Bund Petersilie · 4 Salbei-
blätter · 4 EL geriebener Käse · weißer Pfeffer aus der
Mühle · geriebene Muskatnuss · 1 Weißkohl (ca. 1 kg)
Salz · 2 EL Öl · 1/2 l Gemüsebrühe · 150 g Sahne · 1 TL Mehl

1 Für die Füllung den Schrot mit 400 Milliliter heißem Wasser und Brüheextrakt verrühren und 10 Minuten zugedeckt quellen lassen. Die Tomaten abziehen und würfeln, die Zwiebel abziehen und hacken. Den Grünkern mit 1/3 der Tomaten, 1/2 der gehackten Kräuter, 2 Esslöffeln Käse, Pfeffer und Muskat mischen.

2 Den Weißkohl putzen, äußere Blätter entfernen und den Strunk herausschneiden. Den Kohlkopf in sprudelnd kochendem Wasser 5 bis 6 Minuten kochen lassen, bis die äußeren Blätter so weich sind, dass man sie ablösen und leicht aufrollen kann. Weißkohl herausnehmen,

12 Blätter ablösen und den Rest wieder in das kochende Wasser geben. Noch einmal 5 Minuten garen. Herausnehmen, abtropfen lassen, halbieren, fein zerkleinern und unter die Grütze mischen.

3 Die dicken Rippen der abgelösten Kohlblätter flach schneiden. 6 größere Blätter nebeneinander auf der Arbeitsfläche ausbreiten und die restlichen Kohlblätter darauf legen. Mit Salz würzen. Die Füllung auf den Kohlblättern verteilen, die Blätter an den Seiten einschlagen, dann wie Rouladen aufrollen und mit Küchengarn umbinden.

4 Öl in einem Schmortopf erhitzen, die Rouladen darin bei mittlerer

Hitze rundherum anbraten. Danach die restlichen Tomaten und die Brühe zugeben. Die Rouladen im offenen Topf in den kalten Backofen (untere Schiene) schieben und bei 190 °C (Umluft 170 °C, Gas Stufe 3) etwa 30 Minuten lang garen lassen, bis sie leicht gebräunt sind.

5 Die Schmorflüssigkeit auffangen. Die Rouladen mit dem restlichen Käse bestreuen und im Ofen überbacken. Sahne mit Mehl verrühren und zur Schmorflüssigkeit geben. Unter Rühren aufkochen und cremig einkochen lassen. Die Rouladen mit Sauce umgießen und mit den Kräutern bestreuen.

Paprikaspaghetti

Zutaten für 4 Personen
1 Bund Basilikum • 50 g Kürbiskerne • 3 Knoblauchzehen
5 EL Kürbiskernöl • 1 EL Balsamicoessig • Salz • 2 dicke rote
Paprikaschoten • 2 EL Öl • 500 g Dinkelspaghetti

Pro Portion
2861/684 kJ/kcal
21 g Eiweiß
30 g Fett
81 g Kohlen-hydrate
19 g Ballaststoffe
0 mg Cholesterin

1 Das Basilikum waschen und trockentupfen. Einige Blätter zum Garnieren beiseite legen. Den Rest mit den Kürbiskernen und den Knoblauchzehen im Mörser zerstoßen. Mit 4 Esslöffeln heißem Wasser verrühren. Öl langsam zugeben und mit Essig und Salz abschmecken.
2 Paprikaschoten halbieren, Trennwände und Kerne entfernen. Die Schoten mit einem Sparschäler schälen. In Streifen schneiden und im heißen Öl bei mittlerer bis starker Hitze kräftig rösten.
3 Die Spaghetti in reichlich Salzwasser bissfest kochen. Abgießen, abtropfen lassen und mit Paprikaschoten und der Ölmischung vermengen. Mit Basilikum garnieren.

Rosenkohl mit Dinkelnudeln

Pro Portion
2440/582 kJ/kcal
27 g Eiweiß
31 g Fett
47 g Kohlen-
hydrate
13 g Ballaststoffe
190 mg Chole-
sterin

Zutaten für 4 Personen
Nudeln: 50 g Butter • 100 g Dinkelvollkornbrösel
100 g Dinkelmehl • Salz • 100 g Sahne • 2 Eier
Gemüse: 1 kg Rosenkohl • 1 Zwiebel • 150 g gekochter Schin-
ken • 2 EL Öl • 1 EL Mehl • 1/8 l Fleisch- oder Gemüsebrühe
Salz, weißer Pfeffer • Mehl zum Formen

1 Die Butter erhitzen, Dinkelbrösel darin hellbraun rösten. In eine Schüssel geben. Mehl, Salz und Sahne untermischen und lauwarm abkühlen lassen. Die Eier unterrühren. Den Teig zugedeckt ruhen lassen, bis der Rosenkohl vorbereitet ist.

2 Den Rosenkohl waschen, putzen und jeweils am Stielende kreuzweise einschneiden. Die Zwiebel abziehen, halbieren und in dünne Scheiben schneiden. Den Schinken grob zerkleinern.

3 Das Öl in einem großen Topf erhitzen, Zwiebel und Schinken darin bei mittlerer Hitze anbraten. Rosenkohl und Mehl zugeben und einige Male umrühren. Brühe zugießen und aufkochen. Rosenkohl mit Salz und Pfeffer würzen und zugedeckt bei schwacher Hitze in etwa 20 Minuten gerade eben weich garen.

4 Inzwischen reichlich Wasser zum Kochen bringen. Vom Teig mit einem Teelöffel etwa walnussgroße Stücke abnehmen und auf Mehl zu fingerlangen Nudeln rollen.

5 Die Nudeln im sprudelnd kochenden Wasser einmal aufkochen und bei mittlerer Hitze etwa 5 Minuten kochen, bis sie an der Oberfläche schwimmen. Mit einem Schaumlöffel herausnehmen und in eine heiße Schüssel geben. Rosenkohl dazu servieren.

Dinkel mit Tomaten

Zutaten für 4 Personen
250 g Dinkelkörner • 2 große Fleischtomaten • 1 Zwiebel
1/2 Bund Kräuter für grüne Sauce • 2 EL Olivenöl
100 g Crème fraîche • Salz, weißer Pfeffer

Pro Portion
1530/365 kJ/kcal
8 g Eiweiß
18 g Fett
43 g Kohlenhydrate
7 g Ballaststoffe
29 mg Cholesterin

1 Den Dinkel mit 1/2 Liter Wasser übergießen und 1 Stunde quellen lassen. Salz zugeben, den Dinkel aufkochen und zugedeckt bei schwächster Hitze in 1 Stunde garen.
2 Die Tomaten abziehen und würfeln, die Zwiebel abziehen und hacken, Kräuter fein zerkleinern. Das Öl in einer Pfanne erhitzen. Die Zwiebel darin glasig braten.
3 Die Tomaten, Crème fraîche und Kräuter zugeben und kräftig aufkochen. Mit dem Dinkel mischen, mit Salz und Pfeffer abschmecken.

Bulgur mit Pilzen und Zucchini

Zutaten für 2 Personen
125 g Dinkelbulgur • 3/8 l Gemüsebrühe • 1 kleine Zwiebel
1 mittelgroße Zucchini • 150 g Austernpilze • 3 EL Olivenöl
Kräutersalz • Cayennepfeffer

Pro Portion
1775/423 kJ/kcal
11 g Eiweiß
23 g Fett
43 g Kohlenhydrate
12 g Ballaststoffe
0 mg Cholesterin

1 Bulgur in Brühe aufkochen, 2 Minuten garen und 20 Minuten ausquellen lassen.
2 Zwiebel abziehen und fein hacken. Zucchini würfeln, Pilze putzen und in Streifen schneiden.
3 Öl erhitzen und Zwiebeln darin glasig dünsten. Pilze und Zucchini zugeben und 10 Minuten schmoren. Mit Kräutersalz und Cayennepfeffer würzen und zum Bulgur servieren.

Dinkeleierkuchen mit Porree

Pro Portion
1647/393 kJ/kcal
10 g Eiweiß
29 g Fett
23 g Kohlen-
hydrate
6 g Ballaststoffe
151 mg Chole-
sterin

Zutaten für 4 Personen
100 g Dinkelvollkornmehl • Salz • 2 Eier • 2 Zwiebeln
4 dicke Porreestangen • 4 EL Sonnenblumenöl • 1 EL Butter
125 g Sahne • Pfeffer aus der Mühle • 2 EL Zitronensaft
1/2 TL Kreuzkümmel (Kumin) • 1 EL gemischte Kräuter

1 Das Mehl mit Salz mischen. Mit 1/4 Liter Wasser und den Eiern zu einem glatten Teig rühren. Zugedeckt ruhen lassen, bis die anderen Zutaten vorbereitet sind.

2 Die Zwiebeln abziehen und fein zerkleinern. Den Porree waschen, putzen und in dünne Ringe schneiden. Verwenden Sie dabei auch das saftige Grün!

3 Je 1 Esslöffel Öl in einer Pfanne erhitzen und nacheinander 8 Eierkuchen backen. Im Backofen warm halten.

4 Die Butter in einer anderen Pfanne zerlassen und die Zwiebeln bei schwacher Hitze glasig braten. Den Porree zugeben und unter Rühren 5 Minuten mitbraten. Die Sahne zugießen, einmal aufkochen und das Gemüse 5 Minuten garen. Mit Salz, Pfeffer, Zitronensaft und Kreuzkümmel kräftig würzen.

5 Das Gemüse auf vorgewärmten Tellern verteilen und mit den Kräutern bestreuen. Die Eierkuchen zusammengeklappt daneben anrichten.

INFO Beim Lauch unterscheidet man Sommer- und Winterlauch; der Sommerlauch ist etwas milder im Geschmack. Die Stangen sind reich an Kalzium, Vitamin E, B6, C und Folsäure. Lauch muss stets gründlich gereinigt werden, weil er häufig Sand zwischen den einzelnen Schichten enthält.

Staudensellerie in Dillsauce

Zutaten für 4 Personen
250 g Grünkern · Salz · 750 g Staudensellerie · 1 Zwiebel
3 EL Sonnenblumenöl · 25 g Dinkelmehl · 1/4 l Gemüse-
brühe · 2 Tomaten · 50 g Sonnenblumenkerne
100 g Sahne · 1/2 Bund Dill

Pro Portion
2057/491 kJ/kcal
13 g Eiweiß
26 g Fett
51 g Kohlen-
hydrate
11 g Ballaststoffe
27 mg Chole-
sterin

1 Den Grünkern mit 1/2 Liter Wasser übergießen und zugedeckt 1 Stunde quellen lassen. Salz zugeben, Grünkern aufkochen und zugedeckt bei schwacher Hitze in etwa 40 Minuten garen.

2 Inzwischen den Staudensellerie waschen, putzen und in etwa fingerbreite Stücke schneiden. Die Blättchen abschneiden und beiseite legen. Die Zwiebel abziehen und hacken.

3 Selleriestücke und Zwiebel in 1 Esslöffel heißem Öl bei mittlerer Hitze unter Rühren etwa 3 Minuten anbraten. Mehl zugeben und unter Rühren anrösten. Gemüsebrühe langsam dazugießen und unter Rühren aufkochen, bis die Sauce glatt ist. Den Sellerie zugedeckt bei schwacher Hitze in etwa 5 Minuten bissfest kochen.

4 Die Tomaten abziehen, würfeln, unter den Grünkern mischen und auf der abgeschalteten Kochstelle einige Minuten ziehen lassen. Das restliche Öl in einer Pfanne erhitzen. Die Sonnenblumenkerne darin unter Rühren etwa 5 Minuten rösten.

5 Sahne zum Sellerie geben und erhitzen. Sellerieblättchen und Dill fein hacken und untermischen. Grünkern mit dem Sellerie anrichten.

INFO Sellerie enthält außer Vitamin B12 sämtliche B-Vitamine in ausgewogenem Verhältnis.

Gebackene Dinkelklöße

Pro Portion
2290/546 kJ/kcal
16 g Eiweiß
13 g Fett
89 g Kohlen-
hydrate
8 g Ballaststoffe
115 mg Chole-
sterin

Zutaten für 4 Personen
500 g Dinkelmehl • 1 Päckchen Trockenhefe • Salz
2 zimmerwarme Eier • 1/2 Bund Schnittlauch • 1 TL Kreuzkümmel • 100 g Schweineschmalz, Kokosfett oder Öl

1 Mehl mit Hefe und Salz mischen. Eier und 1/4 Liter lauwarmes Wasser zugeben. 5 Minuten durchrühren, bis der Teig Blasen bildet. Zugedeckt etwa 1 Stunde an einem warmen Ort gehen lassen.

2 Schnittlauch zerkleinern, mit Kreuzkümmel unter den Teig kneten.

3 Fett erhitzen. Mit einem in Mehl getauchten Esslöffel eigroße Klöße vom Teig abstechen und zugedeckt bei mittlerer Hitze etwa 10 Minuten backen, bis sie unten braun sind.

4 Klöße wenden und weitere 10 Minuten von der anderen Seite backen.

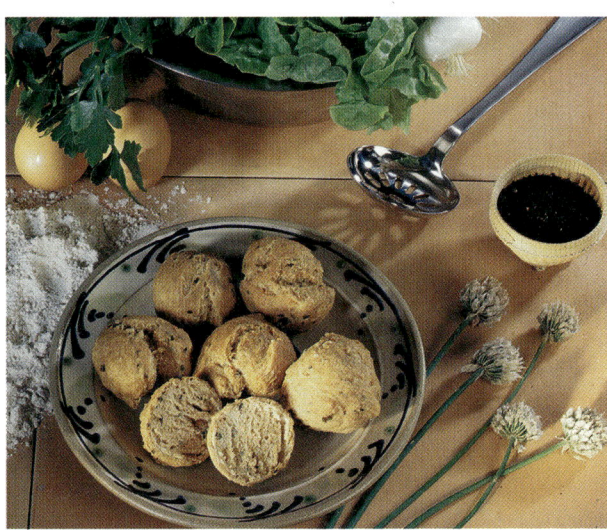

Dinkelklöße sind eine herzhafte Alternative zu Semmel- oder Kartoffelknödeln.

Anschließend herausnehmen, auf Küchenpapier abtropfen lassen und so lang warm halten, bis alle Klöße fertig gebacken sind.

INFO Pflanzenöle haben eine positive Wirkung auf die Gesundheit. Durch den hohen Anteil von mehrfach ungesättigten Fettsäuren ist z. B. Sonnenblumenöl empfehlenswert, die Ölsäure des Olivenöls verbessert die Fließeigenschaft des Bluts.

Gemüsewaffeln

Zutaten für 4 Personen
75 g Greyerzer oder Emmentaler Käse • 500 g Kohlrabi
250 g mehlig kochende Kartoffeln • 1 Zwiebel • 1 Knoblauch-
zehe • 75 g Dinkelmehl • 2 Eier • 2 EL Zitronensaft • Salz,
weißer Pfeffer • Fett für das Waffeleisen

Pro Portion
1200/287 kJ/kcal
14 g Eiweiß
15 g Fett
25 g Kohlen-
hydrate
4 g Ballaststoffe
130 mg Chole-
sterin

1 Den Käse reiben. Kohlrabiknollen und Kartoffeln schälen und wie für Kartoffelpuffer fein raspeln. Zwiebel und den Knoblauch fein zerkleinern, mit Kohlrabi, Kartoffeln, Mehl, Käse, Eiern und Zitronensaft gründlich mischen. Mit Salz und 1 kräftigen Prise Pfeffer würzen.

2 Die Backflächen des Waffeleisens fetten. Jeweils etwa 1 1/2 Esslöffel Kohlrabi-Kartoffel-Masse hineingeben, das Eisen schließen und jede Waffel in 3 bis 4 Minuten goldbraun backen.

INFO Eier von frei laufenden, artgerecht gehaltenen Hühnern kosten zwar mehr, sind aber auch gesünder: Biobauern versichern, dass die Eier frei von Arzneimittelrückständen sind.

Grünkernklöße mit Gemüse

Pro Portion
1869/446 kJ/kcal
21 g Eiweiß
13 g Fett
60 g Kohlen-
hydrate
12 g Ballaststoffe
80 mg Chole-
sterin

Zutaten für 5 Personen

200 g Grünkernschrot • 1 Zwiebel • 1/2 TL Oregano • 2 Eier 1 EL Magerquark • 100 g Dinkelvollkornbrösel • Salz, Cayennepfeffer • 600 g dicke Bohnen (tiefgekühlt) 100 ml Gemüsebrühe • 1/2 EL Paprikaflocken • 2 säuerliche Äpfel (Cox Orange oder Gloster) • Saft von 1/2 Zitrone 3 dünne Stangen Lauch • 1 EL Maiskeimöl • 50 g Sesamsamen

1 Den Grünkernschrot mit 400 Milliliter Wasser übergießen, zum Kochen bringen und zugedeckt bei schwacher Hitze 10 Minuten garen. Von der Kochstelle nehmen und 30 Minuten quellen lassen.

2 Die Zwiebel abziehen und zerkleinern. Mit der Grütze, dem Oregano, Eiern, dem Quark und Dinkelbröseln zu einem Teig vermischen. Den Kloßteig mit Salz und Cayennepfeffer würzen. Aus dem Teig 10 Klöße formen.

3 Reichlich Wasser mit Salz zum Kochen bringen. Die Klöße hineingeben, zum Kochen bringen und im offenen Topf bei schwacher Hitze etwa 25 Minuten sanft kochen lassen.

4 Gefrorene Bohnen mit Gemüsebrühe und Paprikaflocken aufkochen und zugedeckt bei schwacher Hitze 20 Minuten weich garen.

5 Währenddessen die Äpfel schälen, vierteln und in dünne Schnitze teilen. Mit Zitronensaft vermischen, damit sie sich nicht verfärben. Den Lauch waschen, putzen und in etwa fingerlange Stücke schneiden.

6 Öl in einer Pfanne erhitzen. Die Äpfel und den Lauch darin bei mittlerer Hitze unter Rühren in etwa 5 Minuten weich

braten. Bohnen untermi-
schen und mit Salz wür-
zen. Den Sesam bei mitt-
lerer Hitze so lang rösten,
bis er zart duftet. Über
das Gemüse streuen.

7 Die gegarten Klöße mit
einem Schaumlöffel her-
ausnehmen, abtropfen
lassen und in eine Schüs-
sel geben. Das Bohnen-
gemüse dazu servieren.

Quarkfrikadellen

Zutaten für 4 Personen
1 kleine Zwiebel · 1/4 Bund Petersilie · 500 g Magerquark
1 Ei · 150 g Dinkelvollkornbrösel · Salz, weißer Pfeffer
1 Messerspitze abgeriebene Zitronenschale · geriebene
Muskatnuss · 4 EL Öl

Pro Portion
1427/341 kJ/kcal
23 g Eiweiß
15 g Fett
28 g Kohlen-
hydrate
3 g Ballaststoffe
56 mg Chole-
sterin

1 Zwiebel und Petersilie
fein zerkleinern. Mit
Quark, Ei und Dinkel-
bröseln zu einem formba-
ren Teig vermischen. Teig
mit Salz, Pfeffer, Zitro-
nenschale und Muskat-
nuss kräftig abschmecken.

2 Aus dem Teig mit angefeuchteten Händen etwa
12 flache Frikadellen formen und diese portions-
weise im heißen Öl bei
schwacher bis mittlerer
Hitze etwa 10 Minuten
lang braten.

VARIANTE Teig mit 1 Esslöffel Zucker statt Zwiebel, Petersilie, Pfeffer und Muskat zubereiten. Frikadellen mit
Zimtzucker und Dinkelbröseln, die in brauner Butter
geröstet sind, anrichten. Dazu schmeckt Zwetschgen-
kompott.

TIPP Die Frikadellen schmecken mit Oregano, Basilikum und Rosmarin gewürzt zu gemischtem Salat, But-
tergemüse, gebratenen Pilzen oder Hülsenfrüchten in
Tomatensauce.

Dinkelklöße mit Paprikagemüse

Pro Portion
2424/579 kJ/kcal
17 g Eiweiß
29 g Fett
60 g Kohlen-
hydrate
10 g Ballast-
stoffe
161 mg Chole-
sterin

Zutaten für 4 Personen

Klöße: 75 g Dinkelkörner • 150 g altbackenes Dinkeltoastbrot
1/4 l Milch • 1 Zwiebel • 1/2 Bund Petersilie • 125 g Dinkelmehl
2 Eier • 1 TL getrockneter Majoran • Salz, weißer Pfeffer
Gemüse: 500 g grüne und rote Paprikaschoten, gemischt
250 g Tomaten • 1 Zwiebel • 1 Knoblauchzehe • 2 EL Sonnen-
blumenöl • Salz, Pfeffer • 1/2 Bund Kräuter für grüne Sauce
200 g Schmant • scharfes Paprikapulver

1 Für die Klöße Dinkelkörner mit 150 Milliliter Wasser aufkochen und zugedeckt bei schwacher Hitze 1 Stunde garen. Den Topf von der Kochstelle nehmen und den Dinkel 1 weitere Stunde quellen lassen.

2 Das Brot grob zerkleinern, mit heißer Milch übergießen und ziehen lassen, bis die Milch fast ganz aufgesogen ist. Zwiebel abziehen und würfeln, die Petersilie hacken.

3 Abgetropfte Dinkelkörner, Zwiebel, Petersilie, Mehl, Eier, Majoran, Salz und Pfeffer zum Brot geben. Alles mit den Händen zu einem glatten Teig verkneten.

4 Reichlich Salzwasser zum Kochen bringen. Aus dem Teig 12 kleine Klöße formen, in das sprudelnd kochende Wasser legen und rasch zum Kochen bringen. Die Klöße im offenen Topf 20 bis 30 Minuten gar ziehen lassen.

5 Inzwischen für das Gemüse die Paprikaschoten vierteln, waschen und in Streifen schneiden. Die Tomaten abziehen und würfeln.

6 Zwiebel und Knoblauch hacken und mit den Paprikaschoten im Sonnenblumenöl bei mittlerer bis starker Hitze unter Wenden bissfest schmoren. Die Tomaten untermischen und einmal kräftig aufkochen. Das Gemüse mit Salz und Pfeffer würzen.

7 Die Kräuter waschen, trockentupfen, fein zerkleinern und mit dem Schmant mischen. Mit Salz und Paprika würzen. Klöße mit einem Schaumlöffel aus dem Wasser nehmen und das Gemüse daneben anrichten. Kräuterschmant dazu servieren.

INFO Paprika gibt es in Rot, Gelb und Grün. Der grüne ist noch nicht so reif wie die anderen; die meisten Vitamine (vor allem C und A) haben rote Früchte.

Dinkelnudeln mit Schafskäse

Zutaten für 4 Personen
200 g weicher Schafskäse • 1 rote Zwiebel • 1 Knoblauchzehe 2 Zweige frischer Rosmarin • 4 EL Olivenöl • 300 g Dinkelnudeln • Salz, Pfeffer aus der Mühle

1 Den Schafskäse fein zerbröckeln. Die Zwiebel und den Knoblauch abziehen und fein zerkleinern. Die Rosmarinblätter abstreifen und nach Belieben etwas klein hacken.

2 Das Öl in einer großen Pfanne erhitzen. Zwiebel, Knoblauch und Rosmarin darin bei ganz kleiner Hitze dünsten, bis die Nudeln gekocht sind.

3 Die Nudeln in reichlich Salzwasser bissfest kochen. Abgießen, abtropfen lassen und in der Pfanne mit dem Rosmarin mischen. Mit reichlich Pfeffer aus der Mühle würzen, mit dem Schafskäse mischen und sofort servieren.

4 Die Dinkelnudeln mit Tomaten-, Chicorée- oder Gurkensalat anrichten.

Pro Portion
1964/469 kJ/kcal
19 g Eiweiß
23 g Fett
46 g Kohlenhydrate
9 g Ballaststoffe
23 mg Cholesterin

Dinkelgrütze mit Kräutern

Pro Portion
1107/264 kJ/kcal
7 g Eiweiß
8 g Fett
41 g Kohlen-
hydrate
6 g Ballaststoffe
11 mg Chole-
sterin

Zutaten für 4 Personen
250 g grobe Dinkelgrütze · 1 kleine Zwiebel · 1 EL Öl · Salz
1 Tomate · 1 EL gemischte, gehackte Kräuter · 3 EL Sahne

1 Grütze mit 1/2 Liter Wasser zugedeckt im Kühlschrank 1 Stunde quellen lassen.
2 Die Zwiebel schälen, fein hacken und im heißen Öl bei mittlerer Hitze glasig braten. Die Grütze mit Wasser und Salz auf-kochen und zugedeckt bei schwacher Hitze 20 Minuten garen.
3 Die Tomate abziehen, würfeln, mit Kräutern und Sahne unter die heiße Grütze mischen und noch einmal erhitzen. Zu gemischtem Salat servieren.

Dinkelbulgur mit Zucchinischeiben

Pro Portion
1088/260 kJ/kcal
5 g Eiweiß
17 g Fett
22 g Kohlen-
hydrate
4 g Ballaststoffe
3 mg Chole-
sterin

Zutaten für 4 Personen
2 mittelgroße Zucchini · 5 EL Olivenöl · 1 TL Balsamicoessig
1 Knoblauchzehe · 1 TL Kräutersalz · 125 g Dinkelbulgur
1/2 TL edelsüßes Paprikapulver · 1/2 TL Butter

1 Zucchini waschen und in Scheiben schneiden.
2 Aus Öl, Essig, Knoblauch und 1/2 Teelöffel Kräutersalz eine Marinade mischen. Zucchinischeiben darin etwa 30 Minuten ziehen lassen.
3 Bulgur mit 3/8 Liter Wasser, 1/2 Teelöffel Kräutersalz, Paprikapulver und Butter aufkochen. 2 Minuten ziehen und 20 Minuten quellen lassen.
4 Eine Pfanne ohne Fettzugabe erhitzen. Zucchinischeiben darin unter häufigem Wenden weich und goldgelb braten.

Nudeln mit Kräutern

Zutaten für 2–3 Personen
1 kleine Zwiebel • 2 Knoblauchzehen • 1 Bund Petersilie
3 Zweige frischer Rosmarin • 50 g Kürbiskerne • 1/2 unbe-
handelte Zitrone • 3 EL Maiskeimöl • 250 g Dinkelband-
nudeln • Salz, Cayennepfeffer

Pro Portion
3027/723 kJ/kcal
24 g Eiweiß
33 g Fett
83 g Kohlen-
hydrate
17 g Ballaststoffe
0 mg Chole-
sterin

1 Die Zwiebel und den Knoblauch abziehen und fein hacken. Die Kräuter mit den Kürbiskernen und der dünn abgeschnittenen Zitronenschale ebenfalls fein hacken. Zitronensaft auspressen.
2 Das Öl erhitzen und den Zitronensaft und die gehackten Zutaten darin bei schwacher Hitze ziehen lassen, bis die Nudeln fertig sind.
3 Bandnudeln in reichlich Salzwasser bissfest garen und abgießen. Mit der Sauce vermischen und mit Salz und Cayennepfeffer würzen.

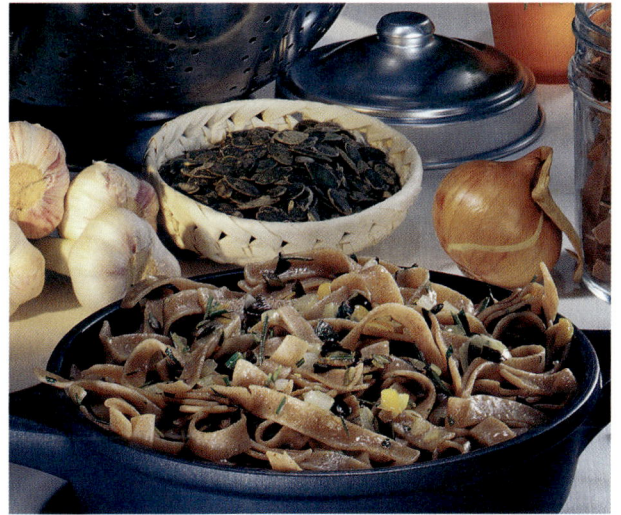

Wenn es schnell gehen soll und die Speisekammer leer ist: Rosmarin und Zitronenschale geben den Bandnudeln ein interessantes Aroma.

Dinkelfrikadellen mit Speck

Pro Portion
2574/615 kJ/kcal
21 g **Eiweiß**
38 g **Fett**
47 g **Kohlen-
hydrate**
5 g **Ballaststoffe**
169 mg **Chole-
sterin**

Zutaten für 4 Personen

*500 g mehlig kochende Kartoffeln • 250 g Dinkelbrot
1/4 l Milch • 100 g durchwachsener Räucherspeck • 1 große
Zwiebel • 1 Bund Petersilie • 100 g Emmentaler • 2 Eier
Salz, Pfeffer aus der Mühle • 1 Messerspitze Muskatblüte
(Mazis) • etwas abgeriebene Zitronenschale • Butter-
schmalz, Kokosfett oder Öl zum Braten*

1 Die Kartoffeln waschen und in wenig Wasser oder im Dampfkochtopf weich kochen. Abgießen, pellen und durch die Kartoffelpresse drücken.

2 Während die Kartoffeln kochen, das Brot in dünne Scheibchen schneiden, die Milch erwärmen und übergießen. Zugedeckt ziehen lassen, bis die Brotscheiben gleichmäßig weich sind und die Milch aufgesogen haben.

3 Den Räucherspeck in kleine Würfel schneiden und in einer Pfanne bei schwacher Hitze ausbraten. Die Zwiebel abziehen, fein hacken, zum Speck geben und unter Rühren mitbraten, bis sie glasig ist. Lauwarm ab-kühlen lassen. Die Petersilie fein zerkleinern und den Emmentaler reiben.

4 Kartoffelpüree mit Brot, Speckmischung, Eiern, Käse, Petersilie, Salz, Pfeffer, Muskatblüte und Zitronenschale vermischen, bis der Teig bindet und sich leicht formen lässt.

5 Mit angefeuchteten Händen 12 große oder 15 kleine Frikadellen formen. In einer großen Pfanne Fett oder Öl erhitzen. Die Dinkelfrikadellen darin bei mittlerer bis schwacher Hitze etwa 5 Minuten braten, bis sie sich leicht vom Pfannenboden lösen. Wenden und auf der anderen Seite weitere 5 Minuten braten.

Dinkelspätzle mit Käse

Zutaten für 4 Personen

375 g Dinkelmehl • Salz • 4 Eier • 200 g Emmentaler, Bergkäse oder mittelalter Gouda • 300 g Zwiebeln • 1 EL Öl oder Butter • Pfeffer aus der Mühle

Pro Portion
3244/774 kJ/kcal
31 g Eiweiß
41 g Fett
70 g Kohlenhydrate
7 g Ballaststoffe
308 mg Cholesterin

1 Das Dinkelmehl mit 1 kräftigen Prise Salz, Eiern und etwa 150 Milliliter kaltem Wasser zu einem zähflüssigen Teig verrühren. Falls er zu fest ist, teelöffelweise Wasser unterrühren. Zugedeckt ruhen lassen, bis die Zwiebeln und der Käse vorbereitet sind.

2 Den Käse grob raspeln oder in kleine Würfel schneiden. Die Zwiebeln abziehen, auf dem Gurkenhobel in feine Ringe hobeln und im heißen Öl (bzw. Butter) bei schwacher Hitze unter mehrmaligem Wenden weich und goldbraun braten.

3 Reichlich Salzwasser zum Kochen bringen. Die Spätzle portionsweise vom Brett schaben oder durch einen Spätzlehobel in das sprudelnde Wasser geben. 1 bis 2 Minuten kochen lassen, bis sie an die Oberfläche steigen.

4 Jede Portion Spätzle mit einem Schaumlöffel herausnehmen, gut abtropfen lassen und in eine vorgewärmte Schüssel geben. Mit Käse und etwas Pfeffer bestreuen und im Backofen bei 50 °C zugedeckt heiß halten. Zum Schluss die gebratenen Zwiebeln darüber verteilen.

INFO Getreidemühlen gibt es in vielen Ausführungen. Sie unterscheiden sich in der Mahlleistung und sollten nach Ihrem persönlichen Bedarf ausgewählt werden. Wer nur hin und wieder Mehl benötigt, kauft sich am besten einen Mahlvorsatz für die Küchenmaschine.

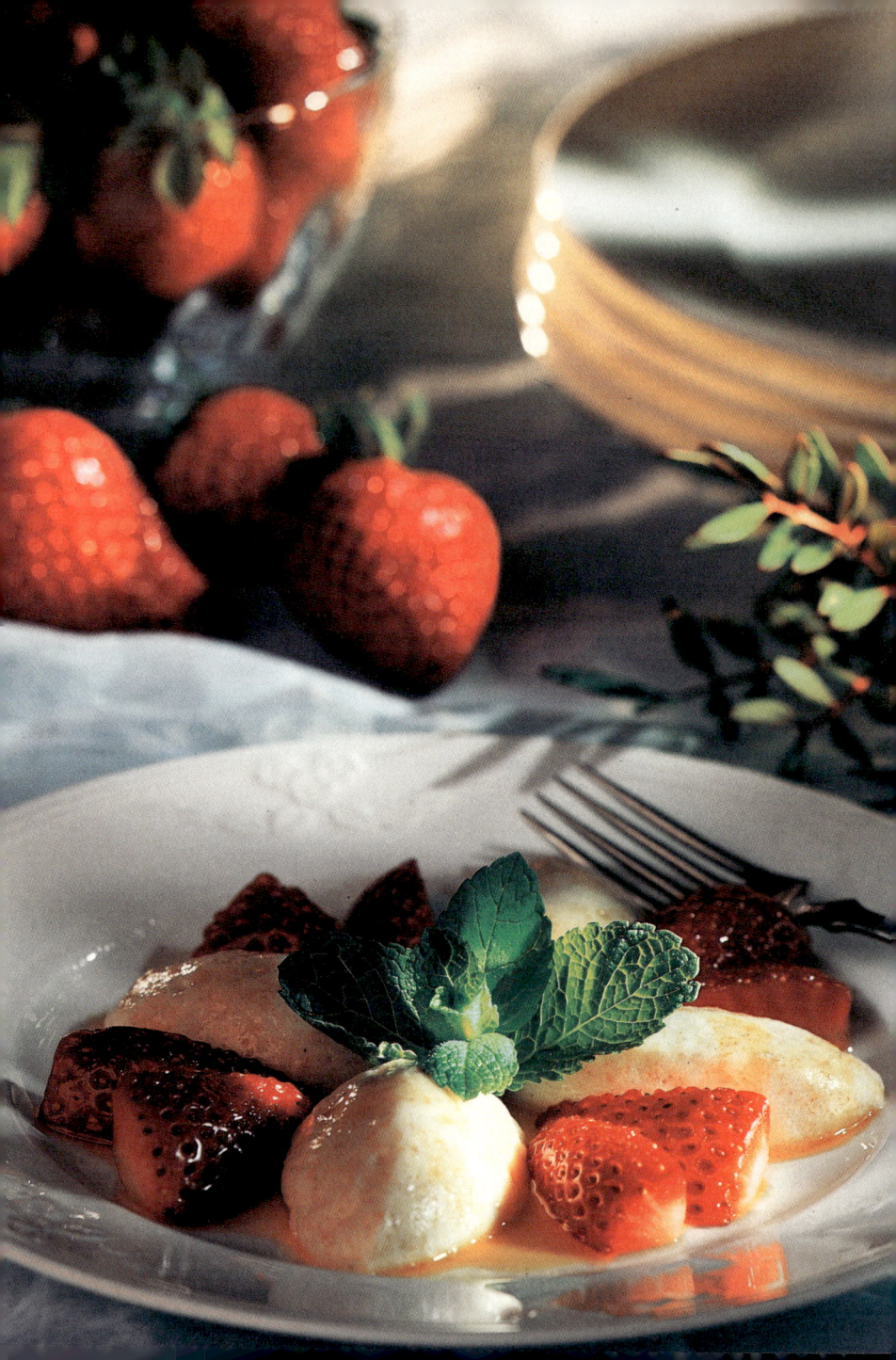

Desserts und süße Gerichte

Für einen köstlichen und gesunden Nachtisch als Tüpfelchen auf dem i einer gesunden Mahlzeit oder für eine Süßspeise nach einer deftigen Suppe bieten sich die folgenden Rezepte an.

Bananen mit Carobsahne

Zutaten für 4 Personen
3/8 l Milch • 1/2 TL gemahlene Vanille • 1 Prise Salz
3 frische Eier • 60 g Rohr- oder Rübenzucker • 30 g Dinkel-
mehl • 30 g Carobpulver • 2 EL Joghurt • 200 g Sahne
4 reife Bananen • 2 EL Orangensaft • 200 ml Vanilleeis

Pro Portion
2188/523 kJ/kcal
15 g Eiweiß
27 g Fett
55 g Kohlen-
hydrate
5 g Ballaststoffe
234 mg Chole-
sterin

1 Milch mit Vanille und Salz erhitzen. Eier trennen. Eigelbe mit Zucker in einem Kochtopf sehr schaumig schlagen. Mehl darunter mischen.

2 Die Vanillemilch unter ständigem Weiterschlagen zu der Eiercreme gießen. Unter Rühren aufkochen, bis die Masse dick ist. Den Topf in kaltes Wasser mit einigen Eiswürfeln stellen und die Creme rühren, bis sie kalt ist.

3 Das Carobpulver in den Joghurt mischen. Eiweiß und Sahne getrennt steif schlagen und nacheinander unter die Creme ziehen.

4 Die Bananen schälen, in Stücke schneiden und auf Tellern verteilen. Mit dem Orangensaft beträufeln. Bananen mit der Carobcreme überziehen und das Eis in Kugeln oder Stücken darauf legen.

Es gibt auch gesunde Desserts: Joghurtflammeri mit Erdbeeren ist eines.

Apfelauflauf

Pro Portion
1878/449 kJ/kcal
17 g Eiweiß
19 g Fett
51 g Kohlen-
hydrate
6 g Ballaststoffe
133 mg Chole-
sterin

Zutaten für 4 Personen

100 g Dinkelbulgur · Salz · 2 Eier · 250 g Quark (20 %)
1/2 unbehandelte Zitrone · 1 Päckchen Vanillezucker
3 EL Rohrzucker · 3 EL Milch · 4 kleine Äpfel · 50 g Rosinen
50 g gehackte Mandeln · 1 TL Zimt · Butterflocken

1 Den Bulgur mit 300 Milliliter Wasser und 1 Prise Salz einmal aufkochen und zugedeckt bei schwacher Hitze 2 Minuten garen. Auf der abgeschalteten Kochstelle 15 bis 20 Minuten ausquellen lassen.

2 Für den Teig die Eier trennen. Die Eigelbe mit Quark, Zitronensaft und abgeriebener Zitronenschale, Vanillezucker, 2 Esslöffeln Rohrzucker und der Milch cremig rühren. Zuerst esslöffelweise den Bulgur, dann den steif geschlagenen Eischnee unterheben.

3 Die Hälfte der Masse in eine gefettete Auflaufform füllen. Äpfel waschen, in Spalten schneiden und auf dem Teig verteilen. Mit Rosinen, gehackten Mandeln, Zimt und 1 Esslöffel Rohrzucker bestreuen. Den Rest der Quark-Bulgur-Masse darüber geben, Butterflöckchen darauf setzen.

4 Anschließend den Auflauf in den kalten Backofen (mittlere Schiene) stellen und bei 190 °C (Umluft 170 °C, Gas Stufe 3) 45 bis 60 Minuten backen.

INFO Äpfel zählen zu den natürlichen Gesundmachern – im Mittelalter wie heute. Ihre Inhaltsstoffe nehmen direkten Einfluss auf unseren Stoffwechsel und können gezielt zur Prophylaxe und Diättherapie eingesetzt werden. Z. B. können Pektine Gallensäuren binden, so dass die Leber wieder mit der Produktion von Gallensäure aus Nahrungscholesterin beginnt. Deshalb senken 2 bis 3 Äpfel pro Tag den Cholesterinspiegel. Die Gerbstoffe des Apfels wirken darüber hinaus entzündungshemmend. Die Ballaststoffe in der Schale sorgen für eine gute Verdauung.

Zudem sind Äpfel reich an Vitaminen und Mineralstoffen. Der Fruchtzucker ist im Körper leicht löslich und wirkt regulierend auf den Blutzuckerspiegel. Ein Apfel ist deshalb eine ideale Zwischenmahlzeit mit sehr wenig Kalorien.

Kaufen Sie Ihre Äpfel regelmäßig im Supermarkt, sollten Sie daran denken, dass gerade Äpfel aus Südeuropa häufig mit Pflanzenschutzmitteln behandelt werden. Waschen Sie sie daher vor dem Verzehr sehr gründlich!

Pflaumensauce

Zutaten für 4 Personen

2 unbehandelte Orangen • 250 g entsteinte Trockenpflaumen • 1/4 l Apfelsaft • 1 TL Honig • 1/2 TL Zimtpulver je 1 Messerspitze Ingwerpulver und gemahlene Naturvanille • 100 g Korinthen

Pro Portion
1217/291 kJ/kcal
3 g Eiweiß
1 g Fett
64 g Kohlenhydrate
6 g Ballaststoffe
0 mg Cholesterin

1 Die Orangen waschen. Die Schale von 1 Orange dünn abschneiden und grob hacken. Beide Orangen auspressen.

2 Trockenpflaumen zerkleinern und mit der Orangenschale, etwa 3/4 des Orangensafts, dem Apfelsaft, Honig, Zimt, Ingwer und der Vanille vermischen. 30 Minuten ziehen lassen.

3 Korinthen mit dem Rest des Orangensafts mischen und etwas ziehen lassen. Alle Zutaten pürieren.

Joghurtflammeri mit Erdbeeren

Pro Portion
1399/334 kJ/kcal
7 g Eiweiß
10 g Fett
51 g Kohlen-hydrate
3 g Ballaststoffe
27 mg Chole-sterin

Zutaten für 4 Personen

1/2 unbehandelte Zitrone • 300 g Magerjoghurt
70 g Dinkelmehl • 75 g Rohr- oder Rübenzucker • 1 Prise Salz
1 EL Vanillezucker • 100 g Sahne • 500 g Erdbeeren
1 EL ungesüßter Sanddornsirup • 1 TL Honig

1 Zitrone waschen und die Schale abreiben. Den Saft auspressen. Joghurt in einem Topf mit Mehl, Zucker, Salz, Vanille, der Zitronenschale und dem -saft kräftig verrühren.

2 Die Mischung unter Rühren aufkochen, bis sie dick wird. Den Flammeri in eine Schüssel geben, abkühlen lassen und häufig umrühren.

3 Sahne steif schlagen, unter den Flammeri ziehen und zugedeckt 2 Stunden kühlen.

4 Erdbeeren halbieren. Sirup mit Honig verrühren. Erdbeeren mit der Sirupmischung beträufeln. Einen Esslöffel in kaltes Wasser tauchen, den Flammeri damit abstechen und neben den Erdbeeren anrichten.

TIPP Joghurt selbst herzustellen ist ganz einfach: Alles, was Sie benötigen, sind 1 Liter Milch und 150 Gramm Joghurt. Die Milch zum Sieden bringen und auf etwa 40 °C abkühlen lassen. Die Milch in eine Schüssel geben und den Joghurt esslöffelweise darin verteilen. Die Milch-Joghurt-Mischung nicht umrühren. Mit einem Handtuch abdecken und für 12 bis 18 Stunden an einem warmen Ort stehen lassen. Es geht noch schneller, wenn die Masse 1 Stunde in den vorgeheizten Backofen bei 45 °C gestellt wird. Den Backofen abstellen und weitere 6 Stunden ruhen lassen. Vor dem Verzehr 6 Stunden im Kühlschrank stehen lassen.

INFO Rohrzucker stellt man aus dem Mark des schilfartigen Zuckerrohrs her. Ein Stängel enthält bis zu 20 Prozent Zucker. Rohrzucker wird vorwiegend aus Kuba, den Philippinen und Brasilien exportiert. Rübenzucker gewinnt man aus Zuckerrüben, die in ganz Europa angebaut werden. Die Rübe enthält 16 bis 22 Prozent Zucker. Zur Zuckergewinnung wird die Rübe in Schnitzel zerkleinert und mit heißem Wasser ausgelaugt. Das trübe Zuckerwasser wird gereinigt und zu Sirup eingedickt. Mehrere Kristallisationsvorgänge verwandeln den Sirup in Zucker.

Eierkuchen mit Birnenfüllung

Zutaten für 4 Personen
Eierkuchen: 100 g Dinkelmehl · 1 Prise Salz · 1/4 l Milch
2 Eier
Füllung: 100 g Sahne · 1 unbehandelte Orange · 2 feste
Birnen · 100 g gehackte Mandeln · 4–5 EL Ahornsirup
Öl zum Backen

Pro Portion
2349/561 kJ/kcal
14 g Eiweiß
33 g Fett
50 g Kohlen-
hydrate
8 g Ballaststoffe
144 mg Chole-
sterin

1 Mehl, Salz und Milch zu einem Teig verrühren, Eier darunter mischen. Den Teig zugedeckt etwas ruhen lassen.

2 Die Sahne steif schlagen. Orange waschen, abtrocknen und die Schale rundherum dünn abreiben. Saft auspressen. Birnen schälen, vierteln, vom Kerngehäuse befreien und raspeln. Mit Sahne, Orangenschale, Saft und Mandeln vermischen und zugedeckt bis zum Servieren in den Kühlschrank stellen.

3 Die Eierkuchen im Öl backen und jeweils warm halten. Zum Servieren mit der Birnenmischung füllen und mit Ahornsirup beträufeln.

Pfirsichauflauf

Zutaten für 4 Personen

*500 g reife Pfirsiche · 3 EL Johannisbeergelee · 75 g Rohr-
oder Rübenzucker · 1 TL Zimtpulver · 2 Eier · 60 g Butter
oder Pflanzenmargarine · 1 TL Vanillezucker · 1 EL Zitronenschale · 100 g Mehl · 1 Messerspitze Backpulver · 1/8 l Milch*

1 Die Pfirsiche abziehen, halbieren, entsteinen und mit der Höhlung nach oben in eine Auflaufform legen. Höhlungen mit Gelee füllen. 2 Esslöffel Zucker mit Zimt mischen und darüber streuen.

2 Die Eier trennen, Eiweiß steif schlagen. Restlichen Zucker mit dem Fett schaumig rühren. Vanillezucker, Zitronen- schale und Eigelb unter- rühren.

3 Zuerst Mehl mit Backpulver vermischen, dann Milch und zum Schluss den Eischnee unterrühren. Den Teig über den Pfirsichen glatt streichen.

4 In den kalten Backofen (untere Schiene) stellen und bei 180 °C (Umluft 160 °C, Gas Stufe 2–3) 45 Minuten backen.

*Je besser die
Zutaten, desto
köstlicher die
Zimtcreme. Bei
Orangenlikör,
gemahlener Vanille,
Dinkelmehl, süßen
Pfirsichen und
Pistazienkernen
kann eigentlich
nichts mehr schief
gehen.*

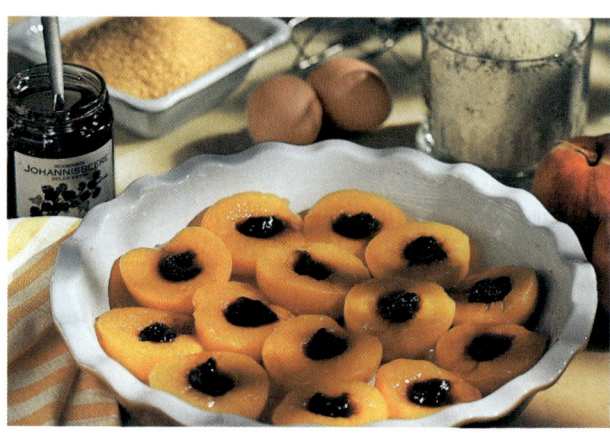

Pfirsiche mit Zimtcreme

Zutaten für 4 Personen

*1/2 unbehandelte Zitrone • 1/4 l Milch • 2 EL Orangenlikör
1 Prise Salz • 1 TL Zimtpulver • 1 Messerspitze gemahlene
Vanille • 2 frische Eier • 40 g Rohr- oder Rübenzucker
40 g Dinkelmehl • 125 g Sahne • 8 Dinkelvollkornkekse
4 reife Pfirsiche • 50 g ungesalzene Pistazienkerne*

Pro Portion
2016/481 kJ/kcal
12 g Eiweiß
26 g Fett
**46 g Kohlen-
hydrate**
5 g Ballaststoffe
**150 mg Chole-
sterin**

1 Die Zitronenschale dünn abreiben und in die Milch geben. Den Zitronensaft auspressen, mit dem Orangenlikör mischen und für die Kekse beiseite stellen.

2 Milch mit Salz, Zimt und Vanille bis knapp unter den Siedepunkt erhitzen und heiß halten.

3 Die Eier mit dem Zucker in einem Topf mit dem Handrührgerät zu einer dicken Creme aufschlagen. Das Mehl darunter mischen.

4 Den Topf auf die Kochstelle setzen. Die heiße Milch unter ständigem Weiterrühren zugießen.

Die Creme unter Rühren erhitzen, bis sie dick wie Pudding ist. Den Topf in eine Schüssel mit einigen Eiswürfeln stellen und die Creme unter Rühren erkalten lassen.

5 Die Sahne steif schlagen und darunter ziehen.

6 Die Kekse zerbröckeln und auf Dessertschalen verteilen. Mit der Zitronensaftmischung beträufeln. Die Pfirsiche abziehen, halbieren, entsteinen und in Stücke schneiden. Auf die Kekse legen und mit der Zimtcreme überziehen. Die Pistazien hacken und darüber streuen.

TIPP Pfirsiche helfen gegen Stress. Der hohe Gehalt an Vitamin B3 in Verbindung mit Magnesium, Selen und Zink bringt gute Laune und befreit von Nervosität.

Dinkelnudeln mit Mohn

Pro Portion
2596/620 kJ/kcal
16 g Eiweiß
32 g Fett
67 g Kohlen-
hydrate
6 g Ballaststoffe
170 mg Chole-
sterin

Zutaten für 4 Personen
250 g Dinkelmehl • Salz • 2 mittelgroße Eier • 1 EL Öl • Mehl
zum Ausrollen • 1/2 l Milch • 75 g Butter • 50 g Zucker
2 EL gemahlener Mohn • abgeriebene Schale von 1/4 Zitrone
1 TL Zimtpulver

1 Dinkelmehl, Salz, Eier, Öl und 3 Esslöffel kaltes Wasser vermischen. Mit dem Handrührgerät zu einem bröckeligen Teig verrühren, dann durchkneten, bis er geschmeidig ist. Dabei teelöffelweise kaltes Wasser unterkneten, bis man ihn gut ausrollen kann. Teig in Folie gewickelt 1 Stunde ruhen lassen.

2 Den Teig in 4 Portionen teilen, auf wenig Mehl etwa 3 Millimeter dick ausrollen und 30 Minuten trocknen lassen.

3 Die Teigplatten in 2 Finger breite Streifen schneiden. Jeweils einige dieser Streifen aufeinander legen und quer in 1/2 Zentimeter breite Streifen schneiden. Die Nudeln auf Küchen-

tüchern locker ausbreiten und 2 Stunden trocknen lassen.

4 Die Milch, 1 Prise Salz, 1 Esslöffel Butter, 1 Esslöffel Zucker, den Mohn und die Zitronenschale in einem großen Bräter aufkochen. Die Nudeln zugeben und erneut aufkochen. Dabei ab und zu mit einer Backschaufel wenden. Nudeln im halb geschlossenen Bräter bei mittlerer Hitze etwa 20 Minuten garen, bis die Milch fast verkocht ist. Immer wieder umrühren.

5 Die restliche Butter in Stücken zugeben und die Nudeln unter Wenden goldbraun rösten. Das Zimtpulver mit dem restlichen Zucker vermischen, die Nudeln damit bestreuen, heiß servieren.

Grießnocken mit Obst

Zutaten für 4 Personen
*1/2 l Milch • 1 Prise Salz • 50 g Rohr- oder Rübenzucker
1 TL abgeriebene Schale von 1 unbehandelten Zitrone
150 g Dinkelgrieß • 300 g Kirschen • 2 Pfirsiche • 2 frische
Eier • 50 g Sahne • 250 g Himbeeren • 50 ml roter Fruchtsaft
50 g Vanilleeis • 25 g ungesalzene Pistazienkerne*

Pro Portion
2012/480 kJ/kcal
16 g Eiweiß
17 g Fett
63 g Kohlen-
hydrate
9 g Ballaststoffe
152 mg Chole-
sterin

1 Milch mit Salz, Zucker und Zitronenschale aufkochen. Grieß einrühren und zugedeckt 5 Minuten quellen lassen. Den Topf von der Kochstelle nehmen, den Grieß auskühlen lassen und dabei immer wieder kräftig durchrühren.

2 Während der Grießbrei abkühlt, die Kirschen waschen und entsteinen. Die Pfirsiche schälen, entsteinen und zerteilen.

3 Die Eier trennen. Eigelbe unter den Grießbrei mischen. Eiweiß und Sahne getrennt steif schlagen und darunter ziehen. Die zerkleinerten Früchte mit einer Gabel locker unter den Grieß mischen. Den Obstgrieß zugedeckt im Kühlschrank etwa 5 Stunden kühlen.

4 Für die Sauce die Himbeeren verlesen. Mit Saft und Eis pürieren. Pistazien auf ein Holzbrett geben und grob hacken.

5 Zum Servieren einen Esslöffel in warmes Wasser tauchen, den Obstgrieß damit in Nocken abstechen und auf Tellern verteilen. Himbeersauce um die Nocken gießen und die Pistazien über die Grießnocken streuen.

INFO Der Begriff »Nocken« oder »Nockerln« kommt aus Österreich und bedeutet »Hügel«. Die Spezialität »Salzburger Nockerln« wird allerdings – im Gegensatz zu gekochten oder kalten Nocken – im Ofen zubereitet.

Aprikosenschmarren

Pro Portion
3818/911 kJ/kcal
28 g Eiweiß
40 g Fett
109 g Kohlen-
hydrate
13 g Ballaststoffe
286 mg Chole-
sterin

Zutaten für 2 Personen

200 g Dinkelmehl · 300 ml Milch · 300 g reife Aprikosen
1 Prise Salz · abgeriebene Schale von 1/2 unbehandelten
Zitrone · 2 Eier · 30 g Butterschmalz · 40 g ungesalzene
Pistazien- oder Sonnenblumenkerne · 50 g Rohr- oder
Rübenzucker · 1/2 TL Zimtpulver

1 Das Dinkelmehl mit der kochend heißen Milch übergießen und zugedeckt quellen lassen.

2 Die Aprikosen abziehen, halbieren, entsteinen und in Stücke schneiden.

3 Das Mehl mit Salz, Zitronenschale und Eiern verrühren. Mit den Aprikosen mischen.

4 Das Butterschmalz in einer großen Pfanne erhitzen. Den Teig zugedeckt darin bei schwacher Hitze etwa 10 Minuten backen, bis er an der Unterseite fest ist. Mit einer

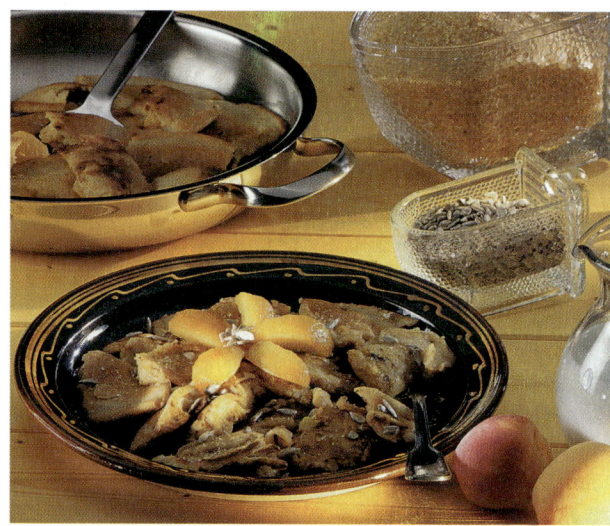

Für jeden
»Mehlspeis«-Fan
ein Muss:
Aprikosen-
schmarren mit
frischen Früchten.

Gabel in Stücke teilen. Die Stücke bei mittlerer Hitze unter häufigem Wenden backen.

5 Die Pistazien grob hacken. Mit Zucker und Zimt über den Schmarren streuen.

Zwetschgenauflauf mit Quark

Zutaten für 4 Personen
250 g Dinkeltoastbrot • 1 unbehandelte Zitrone • 1/4 l Milch
1 Prise Salz • 80 g Rohr- oder Rübenzucker • Butter für die
Form • 750 g Zwetschgen • 2 Eier • 500 g Magerquark
25 g Butter

1 Das Brot toasten, würfeln und in eine Schüssel geben. Die Zitrone waschen, abtrocknen und die Schale abreiben. Den Saft auspressen und für den Quark beiseite stellen.
2 Milch mit Zitronenschale, Salz und der Hälfte des Zuckers erhitzen, kochend heiß über die Brotwürfel gießen und durchziehen lassen.
3 Eine hohe Auflaufform mit Butter ausstreichen. Die Zwetschgen waschen, halbieren und entsteinen.
4 Die Eier trennen. Quark mit den Eigelben, Zitronensaft und dem

restlichen Zucker verrühren. Esslöffelweise das eingeweichte Brot darunter rühren. Eiweiß steif schlagen und darunter ziehen.
5 Quarkmasse und Zwetschgen schichtweise in die Form füllen; mit Quark abschließen und Butterflöckchen darauf verteilen.
6 Auflauf in den kalten Backofen (mittlere Schiene) stellen und bei 175 °C (Umluft 155 °C, Gas Stufe 2) etwa 1 Stunde backen. Anschließend den Auflauf mit Pflaumensauce servieren.

Pro Portion
2384/570 kJ/kcal
29 g Eiweiß
16 g Fett
74 g Kohlenhydrate
7 g Ballaststoffe
139 mg Cholesterin

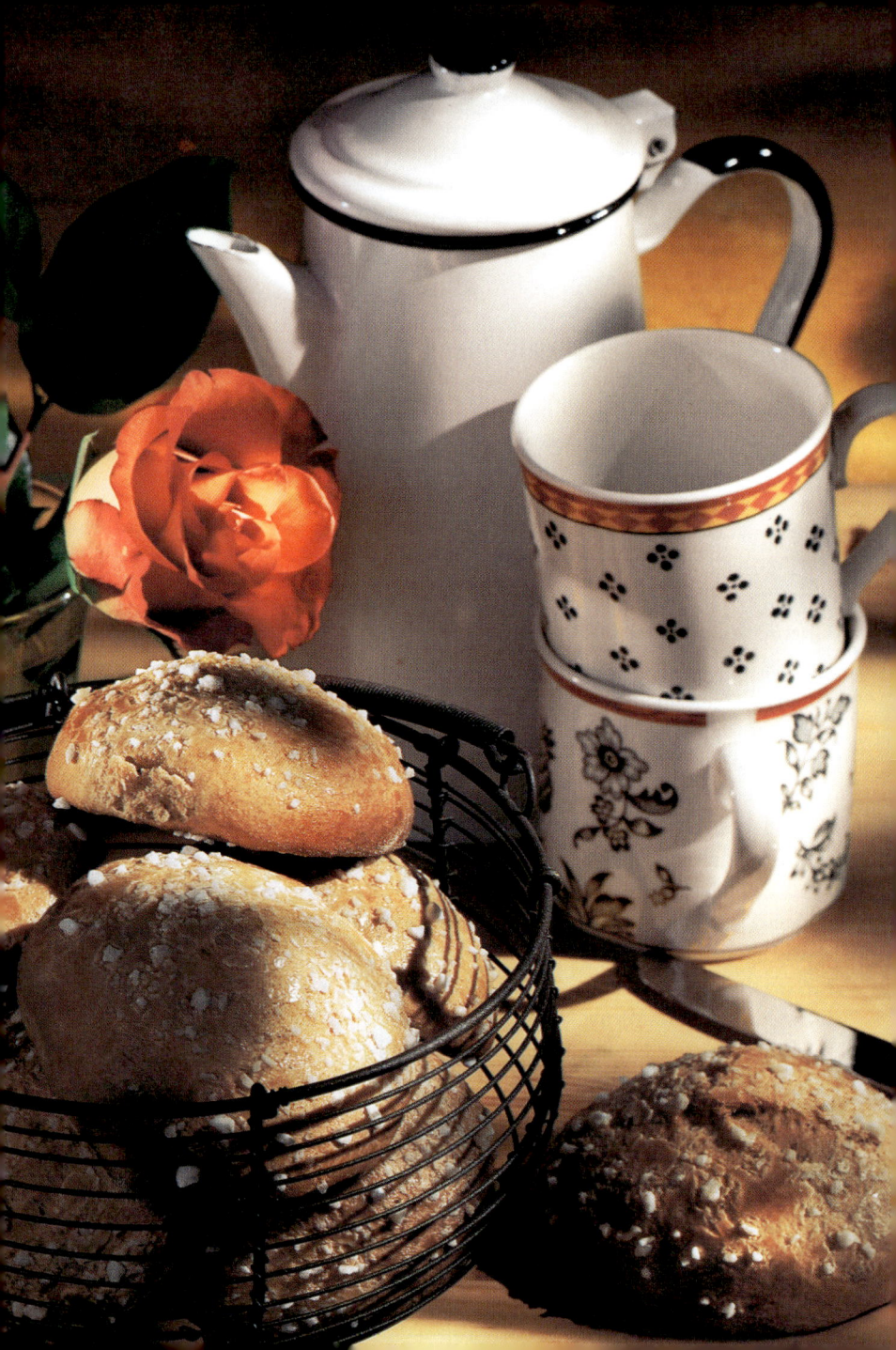

Gebäck – süß und herzhaft

Dinkelgebäck schmeckt zu jeder Jahreszeit. Die Plätzchen halten sich, gut verschlossen in einer Keksdose, bis zu drei Monaten. Frisch schmecken sie allerdings am besten. Dinkelteig eignet sich auch hervorragend für die Herstellung von Brot und Brötchen.

Dinkel-Orangen-Brötchen

Zutaten für 15 Stück
500 g Dinkelvollkornmehl • 1 Päckchen Trockenhefe
1 Prise Salz • 100 g Vollrohrzucker • 1 unbehandelte Orange
2 Eier • 1 Eigelb • 100 g Butter oder Margarine • 250 g Dickmilch • Mehl zum Formen • Fett für das Blech
2–3 EL Schmant • 50 g Hagelzucker

Pro Stück
1109/265 kJ/kcal
5 g Eiweiß
11 g Fett
36 g Kohlenhydrate
2 g Ballaststoffe
73 mg Cholesterin

1 Mehl, Trockenhefe, Salz, Zucker und die abgeriebene Schale der Orange mischen. Orangensaft auspressen. Eier, Eigelb, weiches Fett und lauwarme Dickmilch zugeben. Das Ganze mit dem Handrührer etwa 5 Minuten rühren.

2 Den Teig zugedeckt bei Zimmertemperatur etwa 1 Stunde gehen lassen.

3 Den Teig durchkneten, zu 15 Kugeln formen und auf ein gefettetes Backblech legen. Mit Schmant bestreichen, mit Hagelzucker bestreuen und zugedeckt 30 Minuten gehen lassen. Den Backofen auf 200 °C (Umluft 180 °C, Gas Stufe 3–4) vorheizen. Die Brötchen in 15 bis 20 Minuten goldbraun backen.

Frische, selbst gebackene Dinkelbrötchen machen jeden Morgenmuffel wach.

Apfelkuchen mit Erdnüssen

Pro Stück
1964/470 kJ/kcal
10 g Eiweiß
18 g Fett
64 g Kohlen-
hydrate
4 g Ballaststoffe
25 mg Chole-
sterin

Zutaten für 12 Stücke

*Teig: 500 g Dinkelmehl · 1 Päckchen Trockenhefe · 30 g Rohr-
oder Rübenzucker · 1 Prise Salz · 1/2 unbehandelte Zitrone
100 g Butter · 1/2 l Milch · 100 g Erdnusskerne
Belag: 1,5 kg säuerliche Äpfel (Cox Orange oder Glocken-
apfel) · 1 Glas ungesüßtes Preiselbeerkompott · 70 g Rohr-
oder Rübenzucker · 100 g Erdnusskerne · 50 g Rosinen*

**Kompott ohne
weißen Zucker
bekommen Sie
in Naturkost-
läden und
Reformhäusern.**

1 Für den Teig Mehl, Hefe, Zucker, Salz, abgeriebene Zitronenschale, flüssige Butter und lauwarme Milch vermischen und mit den Knethaken des Handrührgeräts etwa 5 Minuten rühren, bis der Teig Blasen wirft. Das Ganze zugedeckt ruhen lassen, bis sich das Volumen des Teigs verdoppelt hat.

2 Den Teig mit gehackten Nüssen vermischen und auf ein gefettetes Backblech streichen.

3 Äpfel achteln, schälen, vom Kerngehäuse befreien und auf den Kuchenteig legen. Mit dem Saft von 1/2 Zitrone und 3 Esslöffeln Saft vom Preiselbeerkompott beträufeln. Abgetropfte Preiselbeeren, Zucker, gehackte Nüsse und Rosinen darüber verteilen.

4 Den Kuchen in den kalten Backofen (mittlere Schiene) schieben und bei 180 °C (Umluft 160 °C, Gas Stufe 2–3) etwa 45 Minuten backen.

INFO Der hohe Verzehr von Nüssen, Getreidekörnern und Hülsenfrüchten wurde früher mit Vorsicht empfohlen. Verschiedene sekundäre Pflanzenstoffe wie die Phytinsäure hemmen die Ausnutzung von Eiweiß und Mineralstoffen. Neue Untersuchungen zeigen jedoch, wie wichtig gerade diese Stoffe für die Gesundheit sind.

Zwetschgentorte mit Nussbaiser

Zutaten für 12 Stücke

Teig: 125 g Dinkelmehl • 75 g Walnusskerne • 50 g Rohr- oder Rübenzucker • 1 Prise Salz • 1 Ei • 100 g Butter
Belag: 750 g Zwetschgen • 1 EL Honig • 2 EL Zitronensaft
2 Eiweiß • 80 g Rohr- oder Rübenzucker • 75 g Walnusskerne

Pro Stück
1128/269 kJ/kcal
4 g Eiweiß
16 g Fett
27 g Kohlen-hydrate
2 g Ballaststoffe
39 mg Cholesterin

1 Aus dem Mehl, den gemahlenen Nüssen, Zucker, Salz, Ei und Butter einen Mürbeteig kneten.

2 Eine Springform von 26 Zentimeter Durchmesser damit auskleiden und einen etwa 4 Zentimeter hohen Rand formen. Teig kühl stellen.

3 Den Teigboden in den kalten Backofen (mittlere Schiene) stellen und bei 200 °C (Umluft 180 °C, Gas Stufe 3–4) 15 Minuten vorbacken.

4 Die Zwetschgen waschen, halbieren und entsteinen. Auf dem Tortenboden verteilen. Honig mit Zitronensaft verrühren und die Zwetschgen damit bestreichen. Die Torte weitere 30 Minuten backen.

5 Eiweiß mit 1 Esslöffel Zucker steif schlagen. Den restlichen Zucker und die fein gemahlenen Nüsse nach und nach unterschlagen. Dieses Nussbaiser anschließend auf den Zwetschgen verstreichen.

6 Die Torte nochmals 5 Minuten bei 225 °C (Umluft 200 °C, Gas Stufe 4–5) backen, bis das Baiser goldgelb ist.

INFO Walnüsse enthalten viel Eisen und Kalzium. Bei Hildegard von Bingen werden sie als ein Lebensmittel bezeichnet, das sowohl die Knochen als auch das Nervensystem stärkt. Außerdem liefern Walnüsse große Mengen an wichtigem Fluor.

Kürbistorte

Pro Stück
638/152 kJ/kcal
2 g Eiweiß
8 g Fett
18 g Kohlen-
hydrate
2 g Ballaststoffe
22 mg Chole-
sterin

Zutaten für 16 Stücke

Teig: 200 g Dinkelvollkornmehl · 50 g Rohr- oder Rüben-zucker · abgeriebene Schale von 1/2 unbehandelten Zitrone 1 Prise Salz · 100 g weiche Butter oder Pflanzenmargarine Füllung: 1 kg gelber Riesenkürbis mit Kernen · 1 unbehan-delte Zitrone · 3/8 l Apfelsaft · je 1 TL Ingwerpulver und Zimtpulver · 2 EL Melasse oder Apfelkraut · 1 gestrichener EL Speisestärke · 100 g Sahne

1 Das Mehl, den Zucker, die Zitronenschale, Salz, 6 Esslöffel Wasser und das Fett mit dem Rührgerät zu einem glatten Teig ver-kneten. Falls der Teig bröckelig ist, noch teelöf-felweise Wasser unterkne-ten. Eine Springform von 26 Zentimeter Durchmes-ser mit Backpapier ausle-gen und mit dem Teig aus-kleiden, dabei einen etwa 3 Zentimeter hohen Rand formen. Den Teigboden mit einer Gabel mehrmals einstechen und kalt stel-len, bis der Belag zuberei-tet ist.

2 Kürbis schälen, Kerne mit den watteartigen Fa-sern entfernen. Frucht-fleisch in Stücke schnei-den. Zitrone waschen, abtrocknen, Schale abrei-ben und mit dem ausge-pressten Zitronensaft und 1/4 Liter Apfelsaft zum Kürbis geben. Ingwer, Zimt und Melasse zuge-ben. Alles aufkochen und zugedeckt bei schwacher Hitze 25 Minuten kochen, bis der Kürbis ganz weich ist. Mit einem Kochlöffel zu einem Mus rühren und beiseite stellen.

3 Die Speisestärke mit dem restlichen Apfelsaft glatt rühren, unter das Kürbismus mischen, erhit-zen und unter Rühren aufkochen, bis das Mus dick wird. Abkühlen las-sen, die Sahne steif schla-gen und unterziehen.

4 Den Teigboden in den kalten Backofen (untere Schiene) stellen und bei 200 °C (Umluft 180 °C, Gas Stufe 3–4) 20 Minuten vorbacken.

5 Das Kürbismus darauf verteilen, Torte in den Backofen schieben und bei 180 °C (Umluft 160 °C, Gas Stufe 2–3) in 50 bis 60 Minuten backen.

Knabbern Sie ab und zu eine Handvoll Kürbiskerne: Die kleinen Kerne strotzen vor Eiweiß, vor hochkarätigen Fettsäuren sowie vor Nukleinsäuren.

INFO Der Riesenkürbis kann bis zu 100 Kilogramm schwer werden. Seine Vitamine und Mineralstoffe befinden sich im zartfaserigen gelben Fruchtfleisch. Er enthält vor allem Beta-Karotin und hat nur wenig Kalorien. Die Kürbiskerne werden in der Naturmedizin verwendet. 2 bis 3 Teelöffel Kürbiskerne pro Tag helfen bei der Harnentleerung und können Prostataleiden vorbeugen.

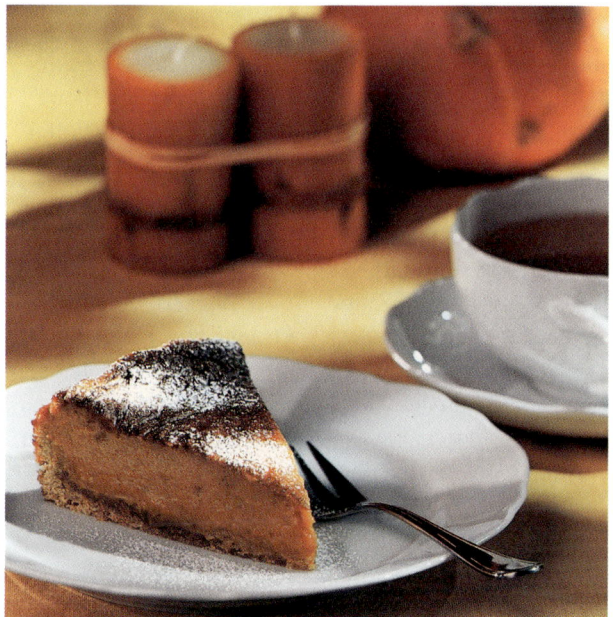

Wenn Sie die Kürbistorte mit Orangensaft statt mit Apfelsaft zubereiten, bekommt sie ein ausgesprochen südliches Aroma.

Orangentorte

Pro Stück
1461/349 kJ/kcal
8 g Eiweiß
21 g Fett
31 g Kohlen-
hydrate
5 g Ballaststoffe
76 mg Chole-
sterin

Zutaten für 10–12 Stücke
Teig: 80 g Butter • 50 g Rohr- oder Rübenzucker • 1 Prise Salz
2 Eier • 150 g Dinkelmehl • 100 g gemahlene Haselnuss-
kerne • 50 g Carobpulver • 1 TL gemahlene Vanille
1/2 TL Ingwerpulver • 1 TL Backpulver • etwa 2 EL Milch
Fett für das Blech
Creme: 150 g gemischtes Trockenobst • 2 große unbehandel-
te Orangen • 1 Zitrone • 250 g Tofu • 100 g Magerquark
1 EL Honig • 250 g Sahne • 3 Orangen

1 Für den Teig die weiche Butter, Zucker und Salz mit den Quirlen des Handrührgeräts schaumig rühren. Die Eier nacheinander darunter rühren.
2 Mehl, Nüsse, Carob, Vanille, Ingwer und Backpulver vermischen und in 2 oder 3 Portionen unter die Teigmasse rühren. So viel Milch darunter mischen, dass sich alle Zutaten zu einem cremigen Teig verbinden, der in langen Zapfen von den Quirlen fällt.
3 Eine Kastenform von 30 Zentimeter Länge mit Butter fetten. Den Teig darin glatt streichen, in den kalten Backofen (unterste Schiene) stellen und bei 175 °C (Umluft 155 °C, Gas Stufe 2) etwa 1 Stunde backen.
4 Den fertigen Kuchen herausnehmen, 10 Minuten in der Form stehen lassen und zum Auskühlen auf ein Kuchengitter stürzen.
5 Inzwischen die Füllung zubereiten: Das Trockenobst fein zerkleinern, Orange und Zitrone waschen und die Schale der Früchte rundherum abreiben. Den Saft von beiden Zitrusfrüchten auspressen. Schale und Saft mit dem Trockenobst vermischen und 30 Minuten ziehen lassen.

6 Den abgetropften Tofu mit etwa 1/3 der eingeweichten Trockenfrüchte, Quark und Honig pürieren. Sahne steif schlagen und darunter ziehen. Orangen schälen und in Stücke schneiden.

7 Den Kuchen waagerecht zweimal durchschneiden. Den ersten Boden etwa fingerdick mit Tofucreme bestreichen, mit einem Teil der Trockenfrüchte und den Orangenstücken belegen. Den Kuchen auf diese Weise füllen; dabei von der Creme und dem frischen Obst jeweils etwa 1/3 zum Garnieren übrig behalten.

8 Den Kuchen rundherum mit dem Rest der Creme bestreichen und mit den restlichen Orangenstücken verzieren. Vor dem Servieren etwa 1 Stunde durchziehen lassen.

Sie können, wenn Sie es etwas bitterer mögen, dem Teig jeweils 1 Esslöffel Orangeat und Zitronat zusetzen.

TIPP Zur Verfeinerung des Geschmacks können Sie auch 100 Gramm Zucker gegen 4 Esslöffel Honig austauschen.

INFO Im Naturkosthandel und Reformhaus bekommen Sie unraffinierten Rohr- oder Rübenzucker aus dem getrockneten und gemahlenen Saft von Zuckerrüben oder Zucker. Anders als weißer Zucker enthalten beide Produkte kleine Mengen von Mineralstoffen und Vitaminen. Sie schmecken aromatischer als weißer Haushaltszucker und lassen sich genauso leicht verarbeiten. Im Mittelalter wurden so gewürzte kleine Kuchen (Pfefferkuchen, siehe Rezept Seite 117) als Heilmittel eingesetzt. Eine Variante sind Lebkuchen. Die Mönche machten sich die Oblaten, die bis dahin nur für das Messopfer eingesetzt wurden, bei der Herstellung von Lebkuchen zunutze. Damit der Teig nicht am Blech kleben blieb, wurden Oblaten unterlegt. So kennt man die Lebkuchen noch heute.

Cashewkekse

Pro Stück
377/90 kJ/kcal
2 g Eiweiß
5 g Fett
**10 g Kohlen-
hydrate**
1 g Ballaststoffe
**12 mg Chole-
sterin**

Zutaten für 40 Stück

*100 g Edelbitterschokolade • 100 g Cashewnusskerne
200 g Dinkelvollkornmehl • 1 gestrichener TL Backpulver
100 g weiche Butter oder Pflanzenmargarine • 50 g Roh-
rohrzucker (körnige Melasse) • 1 Prise Salz • 1/4 TL Vanillepulver • 1 Ei • Fett und Mehl für das Blech • 200 g weiße
oder dunkle Kuvertüre*

1 Die Schokolade und
Nüsse fein hacken. Mit
dem Mehl und dem Back-
pulver mischen.
2 Fett, Zucker, Salz und
Vanille mit den Quirlen
des Handrührers schau-
mig rühren. Das Ei unter-
rühren, die Dinkel-
mischung mit einem Löf-
fel unterheben.
3 Mit einem Teelöffel
kleine Teighäufchen auf
gefettete, mit Mehl be-
streute Backbleche set-
zen. Abstand lassen.

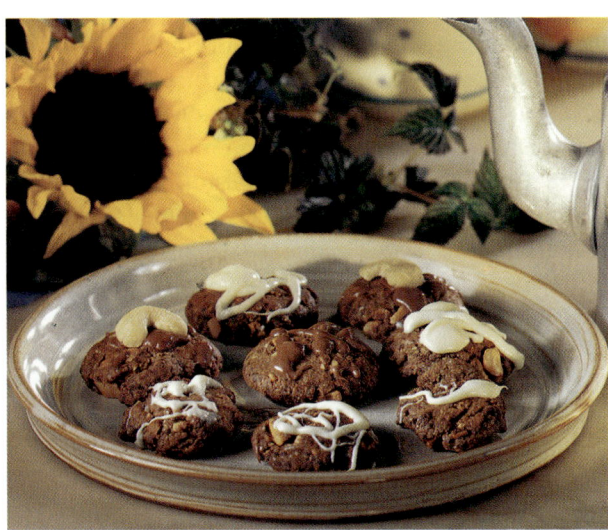

*Diese Vollkorn-
kekse gehören
nicht nur Weih-
nachten auf die
bunten Teller.*

4 Das Blech in den kalten Backofen (mittlere Schiene) schieben und die Kekse bei 180 °C (Umluft 160 °C, Gas Stufe 2–3) 20 bis 25 Minuten backen.

5 Anschließend die Kuvertüre langsam schmelzen lassen und die kalten Kekse mit einem kleinen Klecks Kuvertüre verzieren.

Pfefferkuchen

Zutaten für 20 Stücke

100 g Butter oder Pflanzenmargarine · 3 Eier · 200 g Rohr- oder Rübenzucker · 150 g Dinkelvollkornmehl · 2 TL Backpulver · 30 gehackte Mandeln · 2 EL Mandellikör · 1 EL abgeriebene Orangenschale · 2 gestrichene TL Zimtpulver 1 Päckchen Lebkuchengewürz · 100 ml Milch · Fett und Semmelbrösel für die Form

Pro Stück
589/141 kJ/kcal
2 g Eiweiß
7 g Fett
17 g Kohlenhydrate
1 g Ballaststoffe
46 mg Cholesterin

1 Das Fett schmelzen, aber nicht bräunen. Eier und Zucker schaumig schlagen. Mehl und Backpulver hinzufügen. Rühren, bis eine cremige Masse entstanden ist.
2 Mandeln, Likör, Orangenschale, Zimt, Lebkuchengewürz und Milch hinzufügen und zuletzt das flüssige Fett unterrühren. Den Teig in eine gefettete, mit Semmelbröseln ausgestreute rechteckige Gratinform füllen.

3 Den Kuchen in den kalten Backofen (mittlere Schiene) stellen und bei 180 °C (Umluft 160 °C, Gas Stufe 2–3) etwa 50 Minuten lang backen.
4 Anschließend die Garprobe mit einem Holzstäbchen machen. Den fertigen Pfefferkuchen etwa 15 Minuten lang in der Form auskühlen lassen, in Stücke schneiden, herauslösen und auf einem Kuchengitter erkalten lassen.

Heidelbeerkuchen

Pro Stück
506/121 kJ/kcal
2 g Eiweiß
4 g Fett
20 g Kohlen-
hydrate
1 g Ballaststoffe
1 mg Chole-
sterin

Zutaten für 16 Stücke

200 g Dinkelmehl • 20 g Hefe • 150 g Rohr- oder Rüben-
zucker • 150 ml lauwarme Milch • 50 g Pflanzenmargarine
abgeriebene Schale von 1/4 unbehandelten Zitrone
1 Prise Salz • Mehl für die Arbeitsfläche • Fett für die Form
50 g Heidelbeeren

1 Das Mehl in eine Schüssel geben und eine Mulde hineindrücken. Zerbröckelte Hefe mit 1 Teelöffel Zucker, 3 Esslöffeln Milch und etwas Mehl vom Rand in der Mulde verrühren, bis sie sich aufgelöst hat. Den Vorteig zugedeckt bei Zimmertemperatur 15 Minuten gehen lassen.
2 Die restliche Milch mit dem Fett leicht erwärmen, bis das Fett geschmolzen ist. Den Vorteig mit dem gesamten Mehl verrühren. Milchmischung, 2 Esslöffel Zucker, Zitronenschale und Salz zugeben.
3 Den Teig mit den Knethaken des Handrühr-geräts etwa 5 Minuten durchrühren, bis er sich völlig vom Schüsselrand löst. Zugedeckt ca. 1 Stunde gehen lassen, bis sich das Volumen des Teigs etwa verdoppelt hat.
4 Teig auf Mehl durchkneten und eine gefettete Backform von 28 Zentimeter Durchmesser damit auslegen. Heidelbeeren darauf verteilen und mit dem restlichen Zucker bestreuen.
5 Danach den Kuchen in den kalten Backofen (mittlere Schiene) schieben und bei 190 °C (Umluft 170 °C, Gas Stufe 3) etwa 50 Minuten lang backen.

TIPP Selbst gesammelte Heidelbeeren gut waschen: Sie könnten mit dem Fuchsbandwurm infiziert sein.

TIPP Hefeteig ist schnell herzustellen; man sollte dem Teig jedoch mehrere Ruhepausen gönnen, damit er sich richtig ausdehnen kann. Wichtig ist, dass alle Zutaten annähernd die gleiche Temperatur besitzen und der Teig gut durchgeknetet wird. Das erste Kneten kann mit dem Handrührgerät erfolgen, dann sollte der Teig so lange mit den Händen gewalkt werden, bis sich kleine Bläschen bilden. Gehen lassen und wieder kneten.

Rüblischnitten

Zutaten für 18–24 Stück

600 g Möhren · 7 Eier · 200 g Zucker · 1 unbehandelte Zitrone · 2 Päckchen Vanillezucker · 1 Prise Salz · 400 g gemahlene Mandeln · 100 g Dinkelmehl · 1 Päckchen Backpulver · 2 TL Zimt · 1/2 TL Nelkenpulver · 125 g Aprikosenkonfitüre · 250 g Sahne

Pro Stück
961/229 kJ/kcal
6 g Eiweiß
15 g Fett
18 g Kohlenhydrate
3 g Ballaststoffe
75 mg Cholesterin

1 Die Möhren schälen und fein reiben. Die Eier trennen. Eigelbe mit Zucker, der abgeriebenen Zitronenschale, Zitronensaft, Vanillezucker und Salz schaumig rühren. Mandeln, Mehl, Backpulver, Zimt und Nelkenpulver zugeben. Die Möhren unterheben. Eiweiß steif schlagen und locker unterziehen.

2 Teig auf einem gefetteten Backblech glatt streichen. In den kalten Backofen (mittlere Schiene) schieben und bei 200 °C (Umluft 180 °C, Gas Stufe 3–4) ca. 30 Minuten backen. Abkühlen lassen.

3 Inzwischen die Konfitüre unter Rühren erwärmen und durch ein Sieb geben. Den kalten Kuchen damit bestreichen und in Stücke schneiden.

4 Die Sahne sehr steif schlagen und die Schnitten damit garnieren.

Apfeltaschen

Pro Stück
878/210 kJ/kcal
3 g Eiweiß
12 g Fett
22 g Kohlen-
hydrate
2 g Ballaststoffe
17 mg Chole-
sterin

Zutaten für 12 Stück

*Teig: 6 EL Öl • 60 g Butter oder Pflanzenmargarine
1 EL Rohr- oder Rübenzucker • 250 g Dinkelvollkornmehl
Füllung: 2 mittelgroße säuerliche Äpfel • 1 EL Zitronensaft
3 EL Rohr- oder Rübenzucker • 2 EL Korinthen • 1/2 TL Zimtpulver • 1 Messerspitze geriebene Muskatnuss • Fett für
das Blech • 2 EL Sahne*

1 Das Öl mit Butter oder Margarine in einem Topf schmelzen. Mit 6 Esslöffeln lauwarmem Wasser und Zucker verrühren und unter Rühren zum Mehl geben. Dann den Teig auf der Arbeitsfläche kurz kneten, bis er ganz glatt ist. Bei Zimmertemperatur zugedeckt ruhen lassen.

2 Die Äpfel schälen, vierteln, vom Kerngehäuse befreien und in kleine Stücke schneiden. Mit Zitronensaft, Zucker, Korinthen, Zimt und Muskat vermischen.

3 Den Teig in 6 Portionen teilen. Jede Portion zu einem Quadrat ausrollen und halbieren, so dass 2 Dreiecke entstehen.

Dreiecke mit Äpfeln belegen und zusammenklappen. Apfeltaschen auf zwei gefettete Backbleche legen und mit der Sahne bestreichen.

4 Das erste Backblech in den kalten Backofen (mittlere Schiene) schieben und die Apfeltaschen bei 180 °C (Umluft 160 °C, Gas Stufe 2–3) in etwa 35 Minuten goldbraun backen; die Apfeltaschen auf dem zweiten Blech brauchen nur noch etwa 30 Minuten.

5 Herausnehmen, auf dem Blech 5 Minuten ruhen lassen und zum Abkühlen auf ein Kuchengitter geben. Vor dem Servieren etwa 6 Stunden ruhen lassen.

Makronentaler

Zutaten für 30 Stück

1 Ei • 200 g Cashewnusskerne • 150 g Dinkelvollkornmehl 1/2 TL Vanillepulver • 75 g weiche Butter oder Pflanzenmargarine • 125 g Rohr- oder Rübenzucker • 150 g Halbbitterkuvertüre • Mehl für die Arbeitsfläche • Fett für die Bleche

Pro Stück
505/121 kJ/kcal
3 g Eiweiß
6 g Fett
13 g Kohlenhydrate
1 g Ballaststoffe
15 mg Cholesterin

1 Das Ei trennen. Nüsse fein mahlen. 150 Gramm davon mit Mehl, Vanille, Fett, 50 Gramm Zucker und dem Eigelb zu einem Mürbeteig verkneten. Teig in Pergamentpapier gewickelt 1 Stunde kühlen.

2 Etwa 50 Gramm Kuvertüre fein hacken. Den restlichen Zucker in der gut ausgewischten elektrischen Kaffeemühle staubfein mahlen. Eiweiß halb steif schlagen, Zucker zugeben und weiterschlagen, bis die Masse dick und cremig ist. Die restlichen Nüsse und die gehackte Kuvertüre unterrühren und die Masse in einen Spritzbeutel mit mittelgroßer glatter Tülle füllen.

3 Teig auf wenig Mehl messerrückendick ausrollen und runde, etwa 5 Zentimeter große Kekse ausstechen. Auf zwei gefettete Backbleche legen. Nussmasse als Rosetten auf die Taler spritzen.

4 Das erste Blech in den kalten Backofen (mittlere Schiene) schieben und die Makronentaler bei 180 °C (Umluft 160 °C, Gas Stufe 2–3) etwa 25 Minuten backen. Die Taler auf dem zweiten Blech brauchen etwa 15 Minuten.

5 Restliche Kuvertüre schmelzen und die abgekühlten Taler damit verzieren.

INFO Die ersten Kakaobäume wurden von den Mayas angebaut; erst viel später kam der Kakao nach Europa.

Rheinische Muzen

Pro Stück
180/43 kJ/kcal
1 g Eiweiß
2 g Fett
6 g Kohlen-
hydrate
0,5 g Ballast-
stoffe
11 mg Chole-
sterin

Zutaten für 45 Stück
50 g Butterschmalz • 40 g Zucker • 1 TL Vanillezucker
1 unbehandelte Zitrone • 1 Prise Salz • 1 Ei • 2 EL Rum oder
Kognak • 250 g Dinkelmehl • 2–3 EL Milch • 750 g Butter-
schmalz zum Frittieren • Puderzucker zum Bestreuen

1 Schmalz zerlassen und etwas abkühlen lassen. Zucker, Vanillezucker, abgeriebene Zitronenschale, Salz, Ei und Rum untermischen. Mehl in eine Schüssel geben, eine Mulde hineindrücken und die Schmalzmischung hineingießen. Vermischen und so viel Milch zugeben, dass ein fester Teig entsteht.

2 Teig auf einer bemehlten Arbeitsfläche 3 Millimeter dick ausrollen. 7 Zentimeter lange Rhomben ausschneiden.
3 Die Rhomben im heißen Butterschmalz pro Seite 1 bis 2 Minuten goldbraun ausbacken. Auf Küchenpapier abtropfen und erkalten lassen. Mit etwas Puderzucker bestreut servieren.

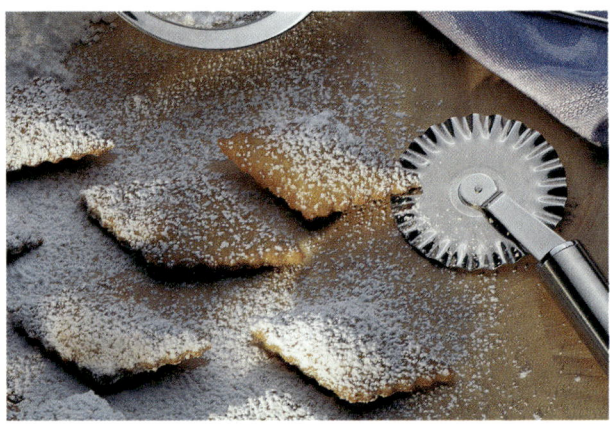

Karnevals-
gebäck mit Pfiff:
Rheinische Muzen
mit Dinkelmehl.

Buttermilchkuchen

Zutaten für 20 Stücke

*70 g Edelbitterschokolade • 250 g weiche Pflanzenmar-
garine • 100 g Zucker • 1/4 TL Ingwerpulver • abgeriebene
Schale von 1/2 unbehandelten Zitrone • 1 Prise Salz
500 g Dinkelmehl • 100 g vollfettes Sojamehl
1 Päckchen Weinstein-Backpulver • 1/8 l Wasser
400 g Buttermilch • Fett für die Form • 125 g Halbbitterkuvertüre • 2 EL Mandelblättchen*

Pro Stück
1092/261 kJ/kcal
7 g Eiweiß
14 g Fett
27 g Kohlen-
hydrate
5 g Ballaststoffe
16 mg Chole-
sterin

1 Schokolade grob zerkleinern. Margarine mit Zucker, Ingwer, Zitronenschale und Salz schaumig rühren. Mehl, Sojamehl und Backpulver mischen und in zwei Portionen unterrühren. Wasser mit Buttermilch verrühren und untermischen. Die Schokolade locker unterrühren.

2 Den Teig in eine gefettete Napfkuchenform füllen und auf einen Rost in den kalten Backofen (untere Schiene) stellen. Kuchen bei 180 °C (Umluft 160 °C, Gas Stufe 2–3) etwa 90 Minuten backen. Abgekühlt mit Kuvertüre überziehen und mit den Mandelblättchen bestreuen.

INFO Vollfettes Sojamehl aus Naturkostladen oder Reformhaus ersetzt im Teig die Eier; genau wie Eigelb enthält es Lezithin, das die Teigzutaten bindet und den Kuchen lockert. Pro Ei rechnet man 25 Gramm Sojamehl und 50 Milliliter kaltes Wasser, pro Eigelb 1 Esslöffel Sojamehl und 2 Esslöffel Wasser. Zum Verarbeiten entweder Sojamehl und Getreidemehl gemischt unter das Fett rühren und zum Schluss das Wasser zugeben (siehe Rezept) oder Sojamehl und Wasser zum Brei rühren und mit dem Fett schaumig schlagen.

Gefüllte Käsebrötchen

Pro Stück
768/183 kJ/kcal
7 g Eiweiß
8 g Fett
21 g Kohlen-
hydrate
3 g Ballaststoffe
12 mg Chole-
sterin

Zutaten für 16 Stück

Teig: 500 g Dinkelmehl · 1 Päckchen Trockenhefe · 1/2 EL Salz 250 g Dickmilch · 3 EL Olivenöl
Füllung: 2 Bund Rucola · 2 Flaschentomaten · 2 Knoblauchzehen · 1 kleine Zucchini · 250 g Fetakäse · Salz, frisch gemahlener schwarzer Pfeffer · Mehl für die Arbeitsfläche · Fett für die Backbleche

Flaschentomaten enthalten viel Fruchtfleisch, aber weniger Saft als runde oder Fleischtomaten. Deshalb eignen sie sich gut zum Füllen, als Belag für Quiches und herzhafte Blechkuchen.

1 Mehl mit Hefe und Salz mischen. Die Dickmilch und das Öl lauwarm erhitzen und zugeben. Mit den Knethaken des Handrührgeräts etwa 5 Minuten durchrühren, bis der Teig Blasen bildet und sich vom Schüsselrand löst. Falls der Teig zu fest geworden ist, esslöffelweise lauwarmes Wasser zugeben. Den Teig zugedeckt bei Zimmertemperatur ungefähr 50 Minuten gehen lassen, bis sich sein Volumen etwa verdoppelt hat.

2 Inzwischen Rucola waschen und zerkleinern. Tomaten überbrühen, abziehen und in Würfel schneiden. Den Knoblauch abziehen und durch die Presse drücken. Die Zucchini raspeln, den Fetakäse zerbröckeln. Diese Zutaten vermischen und mit Salz und Pfeffer würzen.

3 Den Teig durchkneten und in 16 Portionen teilen. Zu Kugeln rollen, mit der Fetamischung füllen und zu Brötchen formen. Brötchen auf zwei Backblechen 15 Minuten zugedeckt gehen lassen.

4 Brötchen nacheinander in den kalten Ofen (Mitte) schieben und bei 200 °C (Umluft 180 °C, Gas Stufe 3–4) ca. 30 Minuten backen. Oder beide Bleche gleichzeitig einschieben und die Brötchen anschließend etwa 45 Minuten backen.

Käseplätzchen

Zutaten für 12 Stück

1 kleine rote Paprikaschote • 180 ml Milch • 2 EL Öl
2 EL Butter • 250 g Dinkelmehl • 1/2 Päckchen Backpulver
1 TL Paprikaflocken • 1/2 TL Salz • 75 g geriebener Bergkäse
Mehl für die Arbeitsfläche • Fett für das Blech

Pro Stück
594/142 kJ/kcal
5 g Eiweiß
7 g Fett
15 g Kohlen-
hydrate
2 g Ballaststoffe
12 mg Chole-
sterin

1 Die Paprikaschote putzen, waschen, trockentupfen und anschließend fein zerkleinern.

2 Die Milch mit dem Öl und der Butter leicht erwärmen, bis die Butter geschmolzen ist. Mehl mit Backpulver, Paprikaflocken, Salz und Käse vermischen.

3 Die Milch langsam dazugießen und alles mit den Knethaken des Handrührers mischen. Den Teig auf der bemehlten Arbeitsfläche kräftig durchkneten. Zum Schluss die zerkleinerte Paprikaschote unterkneten. Den Teig zu einer gleichmäßigen Rolle formen und in 12 Scheiben schneiden.

4 Das Käsegebäck in weiten Abständen auf ein gefettetes Backblech legen, in den kalten Backofen (mittlere Schiene) schieben und bei 220 °C (Umluft 200 °C, Gas Stufe 4–5) in etwa 15 Minuten goldbraun backen.

5 Das Gebäck auf dem Blech noch weitere 10 Minuten ruhen lassen, ablösen und noch warm servieren.

TIPP Statt der Paprikaschote können Sie auch eine kleine Chilischote nehmen: Die Schärfe kurbelt den Kreislauf stark an. Auch mit Kräutern und Gewürzen aller Art können Sie experimentieren.
Wer auf seine Cholesterinwerte achten muss, ersetzt die Butter lieber durch eine gute Pflanzenmargarine.

Impressum
© 1999 Südwest Verlag
GmbH in der Verlags-
haus Goethestraße
GmbH & Co. KG,
München

Alle Rechte vorbehalten.
Nachdruck – auch aus-
zugsweise – nur mit Ge-
nehmigung des Verlags.

Redaktion:
Gabriele Otto,
Monika Parzinger
Projektleitung:
Dr. Alex Klubertanz
Redaktionsleitung
und medizinische
Fachberatung:
Dr. med. Christiane Lentz
Bildredaktion:
Kathrin Dymke
Produktion:
Manfred Metzger
Umschlag:
Manuela Hutschen-
reiter, München
Layout:
Wolfgang Lehner
DTP:
Matthias Liesendahl

Printed in Italy
Gedruckt auf chlor-
und säurearmem Papier

ISBN 3-517-08057-8

Über die Autorin

Veronika Paulmann ist Hauswirtschaftslehrerin und Ökotro-
phologin. Als leidenschaftliche Köchin ist sie schon lange
auf die Dinkel- und Kräuterküche der heiligen Hildegard
spezialisiert.

Literatur

Handschmann, Johanna: Kürbis, Spitzkohl, Löwenzahn.
Südwest Verlag. München 1998
Hellmiß, Margot/Scheithauer, Falk: Pflanzenöle. Südwest
Verlag. München 1998
Oberbeil, Klaus: Fitmacher für jeden Tag. Südwest Verlag.
München 1998
Oberbeil,Klaus/Lentz, Dr. med. Christiane: Obst und Gemüse
als Medizin. Südwest Verlag. 4. Auflage, München 1997
Rias-Bucher, Barbara: Die Darmdiät. Südwest Verlag.
2. Auflage, München 1998
Roßmeier, Armin: Das große Buch der leichten Küche.
Südwest Verlag. München 1998
Wimpffen, Hans Hermann von: Sauerkraut. Orac Verlag.
Wien 1996

Hinweis

Das vorliegende Buch ist sorgfältig erarbeitet worden.
Dennoch erfolgen alle Angaben ohne Gewähr. Weder
Autorin noch Verlag können für eventuelle Nachteile oder
Schäden, die aus den im Buch gemachten praktischen Hin-
weisen resultieren, eine Haftung übernehmen.

Bildnachweis

Alle Bilder stammen von: Christian Kargl / Ute Schoenen-
burg (München), außer:
Bilderberg, Hamburg: 18 (Frieder Blickle); Kerth Ulrich,
München: 8; Südwest Verlag, München: 1, 4 (Christian Kargl),
12 (Archiv)